实用视觉电生理检查

睢瑞芳　唐　福　张铭连　著

吴德正　审

人民卫生出版社

图书在版编目（CIP）数据

实用视觉电生理检查 / 睢瑞芳，唐福，张铭连著
. —北京：人民卫生出版社，2019
ISBN 978–7–117–28324–3

Ⅰ. ①实… Ⅱ. ①睢… ②唐… ③张… Ⅲ. ①视觉 –
电生理学 – 检查 Ⅳ. ①R770.43

中国版本图书馆 CIP 数据核字（2019）第 052987 号

人卫智网 www.ipmph.com	医学教育、学术、考试、健康，	
	购书智慧智能综合服务平台	
人卫官网 www.pmph.com	人卫官方资讯发布平台	

实用视觉电生理检查

著　　者：睢瑞芳　唐　福　张铭连
出版发行：人民卫生出版社（中继线 010-59780011）
地　　址：北京市朝阳区潘家园南里 19 号
邮　　编：100021
E - mail：pmph @ pmph.com
购书热线：010-59787592　010-59787584　010-65264830
印　　刷：北京顶佳世纪印刷有限公司
经　　销：新华书店
开　　本：787×1092　1/16　　印张：9.5
字　　数：213 千字
版　　次：2019 年 6 月第 1 版　2022 年 8 月第 1 版第 2 次印刷
标准书号：ISBN 978-7-117-28324-3
定　　价：88.00 元
打击盗版举报电话：010-59787491　E-mail：WQ @ pmph.com
（凡属印装质量问题请与本社市场营销中心联系退换）

著者简介

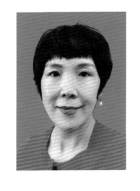

睢瑞芳

　　主任医师,教授,博士研究生导师,现就职于北京协和医院眼科。本科毕业于原华西医科大学医学系英文班,后毕业于北京协和医学院,获医学博士学位。曾获 Helen Keller Eye Research Foundation 奖学金,曾在美国 Iowa 大学眼科,以及美国眼科研究所从事眼遗传病学习和博士后研究。现为北京协和医院眼遗传病及视觉生理组学科带头人,任中华医学会眼科学分会视觉电生理组委员。主要从事的临床和科研领域包括:遗传变性类眼病、先天眼部异常、全身病的眼部病变和疑难病。在我国首次报道的眼病和开展的研究包括:Stickler 综合征、家族性晶状体异位、先天性静止性夜盲、无脉络膜症、Leber 先天性黑矇等各种视网膜变性及其相关研究。目前承担美国防盲基金会、国家科技部、国家自然科学基金和北京市自然科学基金等项目,开展眼遗传病的基因分析和基因治疗相关研究。曾获北京市科学技术进步奖二等奖两项、中华医学科技奖二等奖一项。

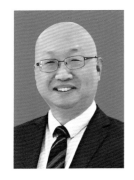

唐　福

　　北京高视远望科技有限责任公司产品专家,2004 年至今历任市场部产品专员、产品经理、高级产品经理、罗兰事业部兼青光眼事业部总监、罗兰 &Kowa 市场部产品总监。

　　1994 年毕业于原山西医学院(现山西医科大学)预防医学系本科,1999 年毕业于原北京医科大学(现北京大学医学部)临床肿瘤学院,获医学硕士学位。

2004年入职高视公司以来,专注于罗兰眼电生理和Kowa系列眼底照相机等产品培训、市场宣传和售前售后服务。在眼电生理方面通过自学国内外专著和产品资料,聆听国内外专家学术讲座,全面掌握了罗兰眼电生理产品知识、临床操作以及临床应用方面相关知识。2008年和2013年参与编写或翻译吴德正教授主编《罗兰视觉电生理仪测试方法和临床应用图谱学》中英文版和修订版的中英文版。2010年1月独立编写内部培训教材《罗兰视觉电生理标准化临床操作应用指南》,改版8次,印刷超过2000册。组织罗兰电生理标准化学习班30余次,参加学员2000余人次;主讲眼电生理相关标准化培训网络课程10余次,上线人次超过10 000人次;面授罗兰电生理讲座300余次,听课人次超过10 000人次,促进了国内眼电生理设备的临床标准化应用。多次参加在德国举办的罗兰全球代理商培训会和用户学习班,并做培训讲课。在眼底照相方面,全面掌握眼底照相的规范化操作,2019年参与编写吴德正教授主编《眼底照相技巧与彩图解读》一书中眼底照相操作部分。2015年至今,参与Kowa Nonmyd WX青光眼立体视神经照相规范化应用培训和Trabectome小梁消融微创青光眼手术临床培训,多次组织相关领域读片会和学习班。

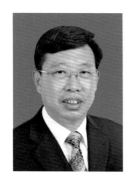

张铭连

河北省眼科医院眼科主任医师、教授、硕士研究生导师,中国共产党第十九大全国代表大会代表,享受国务院政府特殊津贴专家,现任河北省眼科医院院长、党委书记,河北省眼科学重点实验室主任,河北省眼科研究所所长,邢台市科学技术协会副主席。担任中华中医药学会眼科分会副主任委员、中国中西医结合学会眼科专业委员会副主任委员、中国医师协会中西医结合医师分会眼科专业委员会副主任委员、世界中医药学会联合会眼科专业委员会副会长、河北省中西医结合学会眼科分会主任委员,并担任《中国中医眼科杂志》《中国针灸》《河北中医》杂志、"十二五"本科国家级规划教材《眼科学》(第3版)(北京大学医学出版社出版)、"十二五""十三五"本科规划教材《中西医结合眼科学》(新世纪第三版)(中国中医药出版社出版)编委。

从事眼科医教研工作35年,在视觉电生理检查,中医、中西医结合诊治疑难危重眼病方面有较高的学术造诣,特别是在治疗疑难眼底病、葡萄膜炎、干眼等复杂眼病方面有丰富的临床经验,创立了"目络学说",研制了"活血通络颗粒""玄麦润目颗粒"等6种治疗疑难眼病的中药制剂。获国家发明专利3项,获省、部级科技进步奖7项(其中二等奖3项),承担国家自然科学基金、省自然科学基金等项目13项(其中国家自然科学基金3项)。发表学术论文102篇(其中SCI收录11篇),主编、参编著作12部。荣获全国先进工作者、全国优秀科技工作者、河北省杰出专业技术人才、河北省首届名中医、河北省省管优秀专家等荣誉称号。

前 言

　　视觉电生理在临床使用已有七十多年的历史,有关视觉电生理的专著已有十部以上,对指导眼科临床诊断和治疗起到了重要的作用,这些专著均为国内知名视觉电生理专家编写,更多地侧重于视觉电生理各波起源和基本原理,以及国内外科研进展。本书试图从视觉电生理初学者视角,由浅入深,从临床最需要掌握的知识点出发,希望为临床医生、研究生、规培生和电生理操作技师提供一本实用、浅显易懂的临床实用专著。

　　本书内容包含视觉电生理检查的概念、概况和硬件组成,视觉诱发电位(VEP)、视网膜电图(ERG)、眼电图(EOG)、多焦 VEP 和多焦 ERG 等常用视觉电生理检查的临床适用范围、诊断思路、标准化检查操作步骤、临床报告示例及读图要点等。根据一线临床医技人员的意见特别增加了正常和异常波形的典型临床报告示例是本书的一大亮点,能够帮助临床医技人员快速掌握电生理的读图要点。本书还对视觉电生理检查的诊断思路进行了梳理,并将检查和阅片注意事项等重点列举,对于提高临床诊断和操作水平都大有裨益。该检查作为眼科为数不多的客观性检查,在判定不能配合主观检查的儿童和动物的视功能方面具有独特的优势,本书对于这些特殊应用也有涉及。

　　本书的编写基于主编长期从事视觉电生理领域临床应用和科学研究所积累的丰富经验,并参考了国内外视觉电生理的经典和最新文献,并严格遵循 ISCEV 不同检查项目的目前最新版国际标准,力求规范化、标准化。本书还邀请了国内著名视觉电生理专家吴德正教授对稿件进行审阅。书中绝大部分临床报告来自北京协和医院和河北省眼科医院,均为真实临床案例。

　　本书适合视觉电生理初学者、眼科电生理操作技师、眼科研究生、规培生和眼科医师等阅读,希望能够为广大眼科从业人员提供一本视觉电生理检查的"案头书"。

由于作者临床经验和学术水平所限,且时间仓促,书中难免有不足和欠妥之处,希望读者不吝赐教,以便再版时及时修改补充。

睢瑞芳　唐　福　张铭连

2019 年 2 月

英文缩写中英文释义对照

ERG electroretinogram	视网膜电图
ffERG full-field electroretinogram	全视野视网膜电图（即闪光视网膜电图）
PERG pattern electroretinogram	图形视网膜电图
mfERG multifocal electroretinogram	多焦视网膜电图
ON/OFF ERG on/off electroretinogram	给撤光视网膜电图
VEP visual evoked potential	视觉诱发电位
FVEP flash visual evoked potential	闪光视觉诱发电位
PVEP pattern visual evoked potential	图形视觉诱发电位
mfVEP multifocal visual evoked potential	多焦视觉诱发电位
ON/OFF PVEP onset/offset pattern VEP	给撤图形视觉诱发电位
EOG electrooculogram	眼电图
EEG electroencephalogram	脑电图

SLO scanning laser ophthalmoscope	扫描激光检眼镜
FFA fundus fluorescein angiography	荧光素眼底血管造影
ISCEV International Society for Clinical Electrophysiology of Vision	国际临床视觉电生理协会
LED light-emitting diode	发光二极管
CRT cathode ray tube	阴极射线管
LCD liquid crystal display	液晶显示屏
S-Cone short cone	短波长蓝锥细胞
PhNR photopic negative response	明视负波反应
STR scotopic threshold response	暗适应阈值反应
RPE retinal pigment epithelium	视网膜色素上皮
NAION nonarteritic anterior ischaemic optic neuropathy	非动脉炎性前部缺血性视神经病变
LHON Leber hereditary optic neuropathy	Leber 遗传性视神经病变
DOA Kjer-type dominant optic atrophy	Kjer 型显性视神经萎缩
BVMD Best vitelliform macular dystrophy	卵黄样黄斑营养不良
CSNB congenital stationary night blindness	先天性静止性夜盲
XLRS X-linked juvenile retinoschisis	青少年视网膜劈裂
RP retinitis pigmentosa	视网膜色素变性
OMD occult macular dystrophy	隐匿性黄斑营养不良
AZOOR acute zonal occult outer retinopathy	急性区域性隐匿性外层视网膜病变
DR diabetic retinopathy	糖尿病性视网膜病变
AMD age-related macular degeneration	年龄相关性黄斑变性

目 录

第一章

视觉电生理概述

第一节　视觉电生理入门

一、基本原理

视觉电生理检查是通过患者视觉系统接受闪光或图形等不同形式的刺激,使用不同形式的电极采集视觉通路不同部位产生的生物电信号,再通过生物放大器和计算机处理后产生的不同形式的波形(图 1-1)。

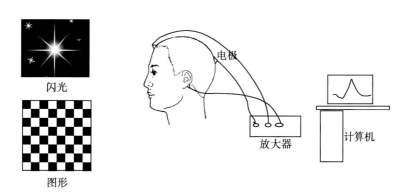

闪光

图形

图 1-1　视觉电生理检查示意图

二、应用特点

视觉电生理是一项客观视功能检查,是对视网膜或视神经功能的客观评估,通过波形异常程度来反映疾病的不同状况。视觉电生理检查在临床应用广泛,不同的视网膜、视神经疾病的视觉电生理检查结果可有其相应的特征性变化。但不能仅根据电生理检查结果对疾病进行诊断,需结合临床表现和其他临床检查结果。对于不能配合主观功能检查的儿童或配合不佳的外伤鉴定者,视觉电生理是唯一不需要被检者主观配合即可客观评估其视觉功能改变的手段。对于多种遗传性视网膜病变,如先天性视网膜劈裂和视锥细胞营养不良等,视觉电生理检查是其确诊依据之一。对于视网膜内层血管类病变,如糖尿病视网膜病变等,视觉电生理功能改变对其病情评估和指导治疗具有非常重要的意义。对于视神经病变,如视神经炎和多发性硬化等,视觉电生理检查对其确诊和随访起到不可替代的作用。视觉电生理也可用于青光眼早期筛查和白内障术前视网膜功能评估。

第二节　视觉电生理的分类

一、基本分类

根据在临床应用的时间和设备软硬件及计算方法的不同,视觉电生理一般分传统和多焦两部分,传统视觉电生理是临床应用的基础,多焦电生理不能代替传统电生理检查。传统视觉电生理包含视网膜电图(electroretinogram,ERG)、视觉诱发电位(visual evoked potential,VEP)和眼电图(electrooculogram,EOG)。传统视觉电生理这一概念出现在多焦电生理诞生之后,为了与多焦电生理相区别,把原有的视觉电生理归为传统电生理(也叫普通电生理)。多焦视觉电生理则分为多焦视网膜电图(multifocal electroretinogram,mfERG)和多焦视觉诱发电位(multifocal visual evoked potential,mfVEP)。

二、传统电生理分类

传统电生理中的 ERG 和 VEP 可根据刺激不同分为闪光和图形两种,即视网膜电图(ERG)包括闪光视网膜电图(flash electroretinogram,FERG)和图形视网膜电图(pattern electroretinogram,PERG),VEP 包括闪光视觉诱发电位(flash visual evoked potential,FVEP)和图形视觉诱发电位(pattern visual evoked potential,PVEP)。EOG 为眼球随固视标转动而诱发,不能归为闪光或图形刺激。

ERG 主要反映视网膜的功能。其中 FERG,又名全视野视网膜电图(full-field electroretinogram,ffERG),是视网膜整体功能的反映,ffERG 是国际标准通用规范名称,本书采用该名称来表示;图形视网膜电图则反映黄斑和神经节细胞功能。VEP 是对整个视路功能的反映。EOG 反映视网膜色素上皮和视网膜光感受器细胞功能。

三、多焦电生理分类

多焦视觉电生理中,mfERG 反映黄斑局部功能。mfVEP 目前在临床应用较少,变异较大,理论上相当于客观视野。mfERG 和 mfVEP 需特殊刺激器和特殊软件程序的支持。

以上分类如图 1-2 所示。

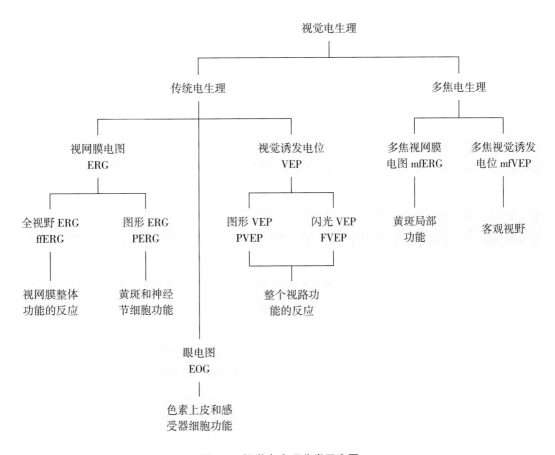

图 1-2　视觉电生理分类示意图

第三节　视觉电生理的临床应用原则

视觉电生理检查的临床应用需要遵循以下三个原则。

一、全面检查

视觉电生理检查项目应尽可能全面,每项检查项目都有其独特的价值,不能相互替代。

目前国内临床上较为常用的视觉电生理检查是 PVEP 和 FVEP。PVEP 和 FVEP 一般建议至少重复两次,重复性好则结果可靠。FVEP 变异较大,仅对视力较差、不能配合固视的患者检测。另外,FVEP 本身变异较大,比 PVEP 更需重复性结果来支持得出相应结论,必要时可结合高频稳态 FVEP 判定结果是否异常。高频稳态 FVEP 指的是刺激频率大于 7Hz 的FVEP,其振幅值较稳定,变异较小。

ffERG 应用也比较广泛,反映的临床信息最多。mfERG 用于评价黄斑疾病的视网膜功能情况。

二、结合临床

视觉电生理检查结果需结合临床症状和其他眼科或全身检查结果进行分析。视觉电生理检查结果是视网膜或视神经功能评估结果,有时和其他临床表现并不一致,需要临床医生综合分析判断。

三、双眼对照

视觉电生理检查结果变异较大,每项检查都应双眼对照,双眼对照的意义比与正常参考值对照更为客观方便。双眼对比视觉电生理结果相差如超过 30%,即使全在正常参考范围内,较差眼结果属异常。

第四节　视觉电生理的国际标准

一、国际临床视觉电生理协会标准

国际临床视觉电生理协会(International Society for Clinical Electrophysiology of Vision, ISCEV)成立于 1958 年,汇集了各国视觉电生理临床和科研方面的专家,是视觉电生理专业的权威学术组织。该协会的主要职能是制定并定期更新视觉电生理各项检查的国际标准,并且举办每年一次的视觉电生理国际学术会议,以促进不同设备、不同检查室的检查结果规范化、标准化。目前为止,ISCEV 已经分别制定了 ERG、VEP、PERG、EOG 和 mfERG 国际标准,对各项检查的方法和参数进行了明确规定。各检查室应该按照以上规范化的国际标准进行各项临床检查,以便不同检查室之间的结果可互相参照。ISCEV 的网址是 www.iscev.org,有关协会介绍、多种标准和会议等信息可供免费查询下载。ISCEV 官方学术期刊是 Documenta Ophthalmologica,网址为 https://link.springer.com/journal/10633,多数文献可免费下载。

二、国际临床视觉电生理协会标准的修订

ISCEV ERG 标准最早于 1989 年制定,之后分别在 1994 年、1999 年、2004 年、2008 年、2015 年进行了五次修订。ISCEV VEP 标准第一版 2004 年制定,之后 2009 年和 2016 年两次修订。1996 年,ISCEV 发布了 PERG 指南,2000 年升级为第一版标准,随后分别在 2007 年和 2012 年进行了两次修订。第一版 ISCEV EOG 标准于 1993 年制定,1998 年,2006 年,2010 年,2017 年分别修订。ISCEV mfERG 于 2003 年制定了指南,2007 年修订为第二版指南,2011 年升级为第一版标准。

三、本书与国际临床视觉电生理协会标准

国际标准所述检查项目主要为临床基本检查项目,本书第五章"视觉电生理设备的安

装和操作"中的操作均依照最新的标准编写,在部分概念、命名、检查项目和应用范围方面也以最新版标准为依据,以便使检查结果更科学、更精准、更方便。在此基础上,各检查室还可以根据各自的临床和科研需要,进行国际标准规定外的特殊检查项目的检查,在以上 ISCEV 标准中,这些特殊检查项目也有提及。

第二章
视觉电生理检查设备

第一节 视觉电生理硬件组成

视觉电生理硬件组成含传统和多焦检查在内的全套视觉电生理诊断仪,其硬件包括主控计算机、闪光刺激器、图形刺激器、生物信号放大器、隔离电源箱以及各种电极。图 2-1 是视觉电生理检查硬件构成图。

其中闪光刺激器可发出闪光刺激,用于 ffERG 和 FVEP,EOG 检查所需的两个固视标也内置在闪光刺激器里面。图形刺激器可发出图形刺激,用于 PVEP 和 PERG,mfERG 和

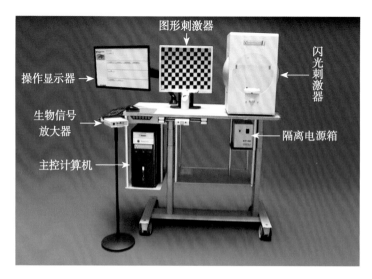

图 2-1　视觉电生理检查设备硬件构成

mfVEP 检查所需高亮度的特殊图形刺激也采用同一图形刺激器来实现。闪光刺激器内置有用于监视固视的红外摄像头,图形刺激器的固视监视摄像头则位于刺激器前。生物信号放大器是视觉电生理关键组件,可有效屏蔽干扰信号,并放大有用信号,一般使用双通道放大器即可,四通道放大器适用于三通道 VEP(见第六章)和 mfVEP 等特殊检查。

第二节　视觉电生理的刺激器

一、刺激器分类

视觉电生理刺激器包括闪光刺激器和图形刺激器两大类。其中闪光刺激器包括成人用全视野 Ganzfeld 闪光刺激器、婴幼儿及卧床患者专用的可平放的全视野刺激器、多种手持式闪光刺激器以及动物实验用闪光刺激器等。图形刺激器包括成人用图形刺激器、儿童用手持式图形刺激器以及新型多焦扫描激光检眼镜(scanning laser ophthalmoscope,SLO)刺激器。新型多焦 SLO 刺激器可用于临床检查和动物实验。

二、全视野 Ganzfeld 刺激器

2015 版 ISCEV ERG 标准指出全视野 Ganzfeld 刺激器必须能够为被检者的整个检测视野提供亮度均一的闪光刺激。Ganzfeld 刺激器通常用圆顶式或完整的球体设计来实现,刺激器需要有均匀光滑的球形白色背景反射面。一般采用不同颜色发光二极管(light-emitting diode,LED)光源或氙灯光源作为高强度闪光光源。球体开口面需覆盖成人双眼或整个头部,并配有下颌托和额托以帮助患者固定头位并保持舒适。Ganzfeld 刺激器应内置有监控眼位的红外摄像头。

三、图形刺激器

图形刺激器按照刺激器发光材料不同有阴极射线管(cathode ray tube,CRT)、液晶显示屏(liquid crystal display,LCD)、LED 以及 SLO 等多种不同类型。

(一) CRT 图形刺激器

CRT 图形刺激器是 1980—2010 年期间最常用图形刺激器,其光源呈线性扫描,上下方扫描时间有 10ms 以上的延迟,但可通过软件弥补该延迟(图 2-2)。是当时性价比最高的图形刺激器,但 2010 年以后全球范围内已停产。

(二) LED 图形刺激器

呈同步扫描,扫描无延迟,光亮度稳定且强度强,是较为理想的图形刺激器(图 2-3)。但成本较高,没有得到商业推广。

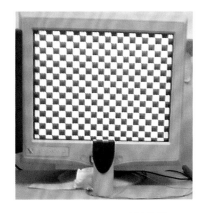

图 2-2　CRT 图形刺激器

（三）LCD 图形刺激器

LCD 图形刺激器按照背光源不同分为冷阴极射线管（cold cathode fluorescent lamp，CCFL）背光源 LCD 和 LED 背光源 LCD。CCFL 背光源，光照亮度不均匀，不适合作为图形刺激器使用。LED 背光源，光亮度均匀，可以作为图形刺激器使用。LED 背光源 LCD 图形刺激器（图 2-4）性价比最高，可用于临床 PVEP、mfERG 和 mfVEP 检查。

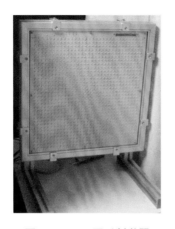

图 2-3　LED 图形刺激器

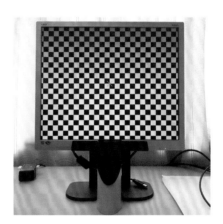

图 2-4　LED 背光 LCD 图形刺激器

（四）SLO 图形刺激器

SLO 图形刺激器采用激光光源，光亮度均匀，可实现无延迟给撤光，且红外激光光源能实时监视眼底，是目前最为理想的图形刺激器。SLO 图形刺激器（图 2-5）可用于临床和动物实验中 PVEP、PERG 和 mfERG 检查的精确对位刺激。SLO 图形刺激器可实现共焦激光眼底监视下的精准固视，从而完成人和动物 PVEP、PERG 和 mfERG 检查。

四、婴幼儿用刺激器

（一）婴幼儿及卧床患者用可平放全视野刺激器

成人所用全视野 Ganzfeld 闪光刺激器同样可用于婴幼儿及其他卧床患者检查，但需装配能使全视野 Ganzfeld 刺激器旋转平放的支架，可用于婴幼儿和卧床患者双眼 ffERG 和 FVEP 刺激。使用这种类型的刺激器对患儿或患者进行检查时需在麻醉状态下进行，优先考虑全身麻醉，也可使用镇静药物。麻醉后

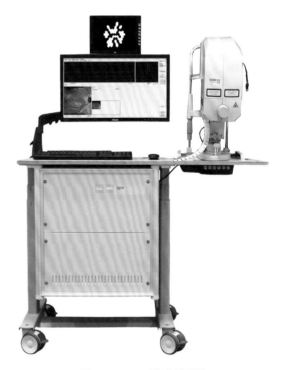

图 2-5　SLO 图形刺激器

患者采取仰卧位,使用全视野 Ganzfeld 检查才可完全符合国际标准要求,能够得到可靠的检查结果(图 2-6)。使用全视野 Ganzfeld 刺激器可进行双眼同步的 ERG 检查,无需双眼分别序贯暗适应和明适应,快速方便。

（二）手持式(pattern hand-held)图形刺激器

手持图形刺激器(图 2-7)可用于婴幼儿 PVEP 和 PERG 检查。该刺激器可追踪患儿眼位,一般半岁以上婴幼儿均可使用,家长怀抱患儿即可检查。

（三）即时控制婴幼儿闪光(Babyflash)刺激器

Babyflash(图 2-8)刺激器可用于清醒婴幼儿 ffERG 和 FVEP 刺激器,且可追踪患儿眼位,适用于半岁以上婴幼儿。Babyflash 反射面为平面。

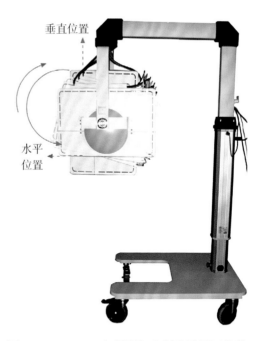

图 2-6　Ganzfeld 全视野闪光刺激器及可旋转电动升降支架

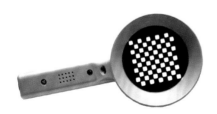

图 2-7　手持式图形刺激器

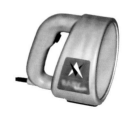

图 2-8　Babyflash 即时控制闪光刺激器

（四）Mini-Ganzfeld 手持式闪光刺激器

刺激器如图 2-9 所示,可用于卧床患者和婴幼儿单眼 ffERG 和 FVEP 刺激。患儿检查时需麻醉,ffERG 需单眼检查,左右眼分别序贯进行暗适应和明适应过程及相应检查。Mini-Ganzfeld 为球形反射面。

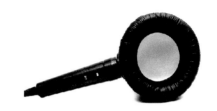

图 2-9　Mini-Ganzfeld 手持式闪光刺激器

第三节　视觉电生理的记录电极

视觉电生理记录电极按照作用不同可分为作用电极、参考电极和接地电极,其中作用电极的主要作用是放置于电生理信号发生部位记录正电位,参考电极放置于可与电生理信号发生部位相对应可形成完整回流电位的位置记录负电位,接地电极放置于远离以上正负电位可记录到零电位的位置记录零电位。

按照放置位置不同可将作用电极分为皮肤电极和角膜电极两大类。

一、皮肤电极

(一) 金杯电极或银杯电极

皮肤电极一般采用金杯(镀金氯化银)或银杯(银氯化银)电极(图 2-10),是视觉电生理检查最常用的电极,VEP 和 EOG 的作用电极、参考电极、接地电极和 ERG 参考电极、接地电极均为皮肤电极。

(二) 婴幼儿皮肤电极

对于行为活跃的婴幼儿,可使用黏性较高的专用皮肤电极(图 2-11),检查时不易因患儿活动而掉落。这种电极应一次性使用。

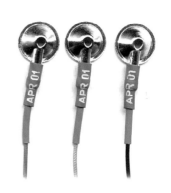

图 2-10   金杯电极

(三) 耳夹式金杯或银杯电极

耳夹式金杯或银杯电极(图 2-12)多用于接地电极。这种电极安装方便,不易掉落。

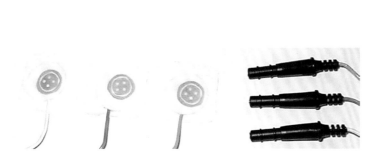

图 2-11   婴幼儿皮肤电极

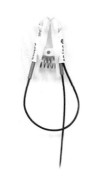

图 2-12   耳夹式金杯电极

二、角膜电极

角膜电极是 ERG 检查中的作用电极,用于记录正电位(双极电极除外),检查时均需角膜表面麻醉。角膜电极包括正电极(ERG-Jet 角膜接触镜电极、DTL 电极、Gold Foil 金箔电极和 HK 导电金属环电极等)和双极电极(Burian Allen 电极等)。双极电极内置有可记录正电位的作用电极和记录负电位的参考电极。

(一) ERG-Jet 角膜接触镜电极

ERG-Jet 角膜接触镜电极在角膜接触面有一圈金丝作为导电介质,使用过程中需保持金丝圈完整(图 2-13)。这种电极使用最广泛,波形振幅稳定,缺点是患者耐受性较差,安装有难度。

(二) DTL(Dawson、Trick 和 Litzkow)电极

DTL 电极患者耐受性好,振幅略低,适合儿童使用,可用于 ffERG,PERG 及 mfERG 检查。

1. DTL 导电纤维电极　DTL 电极是一种含有尼龙和银成分作为导电介质(图 2-14)的电极。

2. 卷式 DTL 电极　卷式 DTL 电极(图 2-15)材质同 DTL 导电纤维电极,可在检查前根据患者眼裂宽度剪取相应长度,然后用胶布固定在内外眦处。

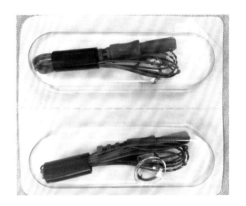

图 2-13　ERG-Jet 角膜接触镜电极

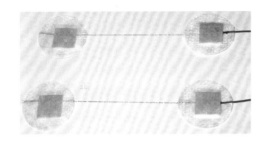

图 2-14　DTL 导电纤维电极

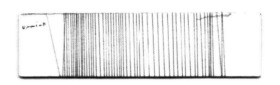

图 2-15　卷式 DTL 电极

(三) Gold Foil 金箔电极

金箔电极(图 2-16)和 DTL 电极类似,患者耐受性较好。金箔电极是外覆金箔的软性电极。用于 PERG 检查。

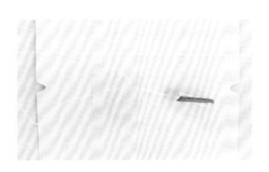

图 2-16　金箔电极

(四) HK(Hawlina,Konec)导电金属环电极

HK 导电金属环电极(图 2-17)与 DTL 电极和金箔电极类似,更不易损坏,患者耐受性较好。HK 电极与下眼睑接触面材质为银、金或铂等金属,其余部分由氟铁龙制作。用于 PERG 检查。

（五）Burian Allen 电极（ B-A 电极）

B-A 电极（图 2-18）为带有开睑器的双极电极,分成人和婴幼儿两种直径,其中成人电极直径 22mm,儿童 21mm。无需独立参考电极,ERG 振幅较高,结果比较稳定。用于 ffERG 及 mfERG 检查。

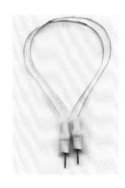

图 2-17   HK 导电金属环电极

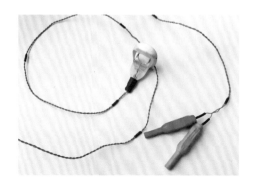

图 2-18   Burian Allen 电极

第三章
视觉电生理读图要点

第一节 视觉电生理读图基本原则

一、视觉电生理检查结果形式、影响因素和特点

(一) 检查结果呈现形式

绝大多数视觉电生理检查结果用图形表示，其观察指标包括：波形、振幅和峰时 (图 3-1)。

(二) 视觉电生理检查的影响因素

视觉电生理检查影响因素很多，如周围电磁环境干扰、地线连接方式、刺激条件、电极种类、电极安装方式和位置、程序参数设置、患者因素 (如瞳孔、年龄、屈光状态、是否麻醉) 等，所以必须制定每个检查室的正常参考值，并规范操作流程。

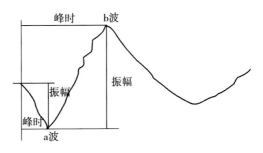

图 3-1 视觉电生理基本波形

(三) 视觉电生理检查的特点

视觉电生理检查种类较多，不同的检查项目波形特点不一样，观察的指标也不尽相同。振幅和峰时都需与相应项目的正常值范围比较。ISCEV 国际标准规定每个检查室应当根据操作流程和患者人群建立自己所使用设备的 ERG 和 VEP 参考值。ERG 和 VEP 参数 (如 ffERG b 波振幅，PVEP P100 振幅等) 不是正态分布，应当使用中位数 (不是均数) 定义参考值，采用双侧 90% 可信区间，即 5% 和 95% 位点。ISCEV 国际标准同时规定，打印报告需打印有每项检查的正常参考值，患者结果与之对照分析。

1. 室间变异大，检查室需建立自己的正常值范围 每个检查室因为周边干扰情况不尽

相同,操作者操作习惯不同,电极使用不同等各种因素影响,所以需要每个检查室建立自己的正常值范围。

2. 年龄差异大,检查室需建立基于年龄的正常值范围　婴幼儿 ERG 振幅随年龄增加而迅速增加,成年人随年龄增加而降低,尤其老年人更低。婴幼儿及 15 岁以下儿童 VEP 振幅比成年人高 50% 以上,老年人振幅相对较低。所以参考值需要进行年龄调整。

3. 个体间变异大　视觉电生理个体间变异大,所以每项检查都应双眼对照,双眼对照比与正常参考值对照更有意义,且更方便。

二、视觉电生理检查读图要点

ISCEV 规定完整的视觉电生理报告应包括以下内容。

1. 刺激强度、放大器通频带。

2. 电极类型、瞳孔情况、麻醉、配合程度。

3. 眼别。

4. 波形名称类型　单项视觉电生理检查分不同刺激条件的应分别进行描述,如 PVEP 高空间频率(15′视角刺激小方格)和低空间频率(60′视角刺激大方格)、ffERG 六项均应分别描述。

5. 波形形状改变状况　波形正常、异常,以及波形的具体形状。

6. 波的数量变化情况　主要指 ERG 振荡电位的数量变化。

7. 振幅和峰时的变化及程度　振幅变化包括振幅的升高和降低,振幅变化以降低为主,峰时改变则主要指波峰延迟。振幅降低按程度分为轻、中、重度。轻度降低指测量值低于正常值下限的 30%;中度降低指测量值介于正常值下限的 30% 到 70% 之间;重度降低则指低于正常下限的 70% 以下。

8. 病变部位　多焦视觉电生理能够判断病变的大致部位,如 mfERG 可以以黄斑中心凹为中心按照同心圆分析,或按象限和自由选定区域进行分析。

9. 正常值范围　如前文所述,正常值范围在室间差异和年龄差异较大,读片时应考虑不同年龄的影响,不同检查室应建立自己基于年龄的参考值范围。

本章主要介绍视觉电生理检查通用的原则性读图要点,之后的章节将结合视觉电生理的各项检查项目的特点,对各检查项目的正常波形进行介绍,并对各种类型的波形异常的典型病例进行讲解,分析其波形特点、不同检查项目观察要素、临床意义和病例图形报告读图要点。

第二节　VEP 基本特点及读图要点

一、VEP 和脑电波的关系

VEP 是位于大脑枕叶的视皮层对视觉刺激(闪光或图形刺激)发生反应的一簇电信号。VEP 和脑电波都是大脑皮质产生的生物电,VEP 的记录技术与脑电图(electroencephalogram,EEG)相似,都是通过置于头部相应位置的皮肤电极记录的,VEP 采集到的波形中包含有脑电波。但 VEP 与 EEG 又有不同，VEP 主要记录位于枕叶的视觉中枢对视刺激的特殊反应，而 EEG 则是记录自发性脑电波，两者刺激方式、强度和记录位置均有很大差别，且 VEP 的反应振幅低于脑电，一般在 3~25μV 范围内，因此用单次刺激方法很难将 VEP 信号从 100μV 左右的自发性脑电波中提取出来，必须通过有规律的重复闪光或图形刺激视网膜，并应用计算机叠加平均技术才能记录到 VEP 的波形。

二、VEP 的分类和视觉路径

正常 VEP 有赖于视网膜和视神经通路的传导功能。视网膜功能正常时，VEP 反映视觉信号从视网膜的神经节细胞到大脑枕叶视皮层的传导功能。

根据刺激形式不同，VEP 可分为闪光 VEP（FVEP）和图形 VEP（PVEP）。

VEP 国际标准于 2016 年更新，其中对于 VEP 的描述为在视觉皮质层的头皮上记录到的脑电图中提取出的诱发电生理信号。视觉皮层的电活动主要由中央视野激活，VEP 依赖于整个视觉路径中央视野的功能的完整性，整个视觉路径包括眼球屈光系统（含角膜、房水、晶状体和玻璃体）、视网膜、视神经、视放射以及枕叶皮质区（图 3-2）。

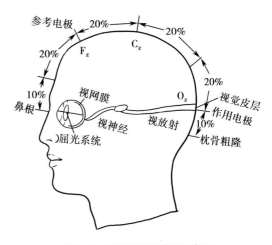

图 3-2 VEP 视觉路径示意图

光信号通过角膜、房水及瞳孔、晶状体和玻璃体等屈光系统，到达视网膜，视网膜把光信号转换为生物电信号，再传递给视神经，通过之后的视交叉、视束、视放射，到达可以感知视觉信号的视皮层视觉中区。VEP 作用电极放置在视皮层位置，可采集相应电信号，通过视觉电生理生物信号放大器和计算机处理，记录到 VEP 波形

三、VEP 应用范围及刺激方式

（一）PVEP 应用范围及刺激方式

PVEP 适用于所有可以配合检查的患者，一般 2 周岁以上儿童即可检查。刺激图形采用 1°（60′）和 15′ 的黑白棋盘格，按照标准检查距离 1m 推算，19 英寸（48.26cm）图形刺激器对应的视野范围为 17°，即 PVEP 能够反映黄斑部视网膜和视神经通路功能。PVEP 采用黑白棋盘格翻转刺激（图 3-3），空间频率的设定与屏幕大小及检查距离有关，需按照 ISCEV PVEP 标准选定刺激器屏幕大小和检查距离，PVEP 的中央固视点以粗细适中的红色十字为最佳，固视点不能为实心图案，以免遮挡固视点对应的黄斑中心凹的视野。刺激频率为 2rps（reversals/s，每秒图形翻转次数）即 1Hz，单次检查最少需平均 50 次，最少需重复两次检查，并在结果报告中显示。PVEP 典型正常波形见图 3-4。

需要注意的是以往认为 PVEP 适用于视力大于等于 0.1 的病人，视力低于 0.1 的患者或无法配合 PVEP 检查的儿童检查 FVEP，2016 年的 ISCEV VEP 标准对于进行 VEP 检查的病人的视力不再做明确要求，提出不论视力多少，只要能配合的患者都优先考虑检查 PVEP，FVEP 适用于由于配合较差或视力较差而不能配合 PVEP 检查的患者，换言之，视力低于 0.1

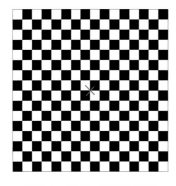

图 3-3   PVEP 棋盘格图形

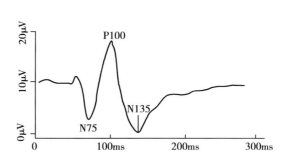

图 3-4   PVEP 典型正常波形

的患者也可优先选择 PVEP。

对于固视不佳、眼球震颤和怀疑伪盲的被检者,可采用给撤图形 VEP(onset/offset pattern VEP,ON/OFF PVEP)。刺激图形是 60′和 15′分黑白棋盘格和灰色背景交互转换。典型正常波形见图 3-5。

偏盲患者进行普通 PVEP 检查时,由于检查距离为 1m,偏盲病人会用正常一侧的视野看图形,PVEP 结果往往在正常范围。这种病人即使采用半视野 PVEP 刺激也无法很好配合固视。如遇上述情况,使用 SLO 图形刺激器可实现半视野 PVEP 的精准固视检查。

(二)FVEP 应用范围及刺激方式

成人和大于 2 岁儿童 FVEP 可采用全视野 Ganzfeld 刺激器,ISCEV 标准中指出散瞳不必要,最小刺激范围应≥20°。正常人在近距离全视野闪光刺激后虽有瞳孔缩小,但不影响视网膜刺激范围,仍可达 100°左右。刺激频率为 1Hz,单次检查最少需平均 50 次,最少需重复两次检查,并在结果报告中显示。FVEP 主要反映较大范围的视网膜和视神经通路功能。FVEP 典型正常波形见图 3-6。

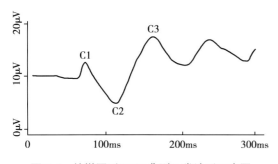

图 3-5   给撤图形 VEP 典型正常波形示意图

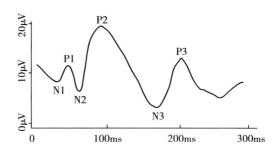

图 3-6   FVEP 典型正常波形示意图

2 岁以下儿童 FVEP 可根据配合情况采用不同类型的手持式闪光刺激器检查。

四、PVEP 和 FVEP 的比较

PVEP 和 FVEP 刺激范围不同,反映的病变区域也不同,二者的检查结果也可以不一致,如患有黄斑部局部病变的病人可表现为 PVEP 异常,而 FVEP 正常,视网膜周边区域病变者

则 FVEP 异常,而 PVEP 正常。表 3-1 为 PVEP 和 FVEP 的比较。

表 3-1　PVEP 和 FVEP 各个指标的比较

指标	PVEP	FVEP
刺激范围及模式	 黄斑及周边垂直方向 17° 视角刺激范围	 全视网膜刺激范围
刺激频率	2rps(reservals/s),即 1Hz	1Hz
单次平均次数	≥50	≥50
重复次数	≥2	≥2
典型正常图形		
观察指标	P100 振幅和峰时	P2 振幅和峰时
波形特点	波形稳定,不同患者间和同一患者重复检查变异均较小	不同患者间变异较大,波形差异较大;同一患者重复检查变异较小
临床意义	振幅降低反映视神经轴索变性类病变,峰时延迟反映视神经传导异常;振幅降低和黄斑部视网膜功能相关	振幅降低反映视神经轴索变性类病变,峰时延迟反映视神经传导异常;振幅降低和周边视网膜功能相关
适应患者	可配合固视患者	视力较差,不可配合固视患者

五、VEP 适用范围

VEP 临床适用范围包含以下五类病变。

1. 视神经病变　VEP 用于视神经病变的诊断和定性,其中 P100 波的峰时延迟源自多发性硬化等脱髓鞘病变,与视神经传导异常有关,振幅降低源自对神经性的压迫性病变和视神经轴索变性类病变有关。

2. 原因不明的视力下降　VEP 可结合 ffERG、PERG 和 mfERG 对造成视力下降的病变进行定位。

3. 青光眼　VEP 可用于青光眼患者视神经功能的监测。

4. 弱视　VEP 可用于弱视的鉴别诊断。

5. 屈光间质混浊　VEP可用于屈光间质混浊患者视功能的判断。

六、VEP临床报告示例及读图要点

(一) 正常 PVEP

熟悉和掌握 PVEP 的正常波形是读图分析的基础,因此在学习 PVEP 异常波形读图之前,必须先了解 PVEP 的正常波形和基本特点(图 3-7)。一般而言 PVEP 的读图顺序为先右眼,

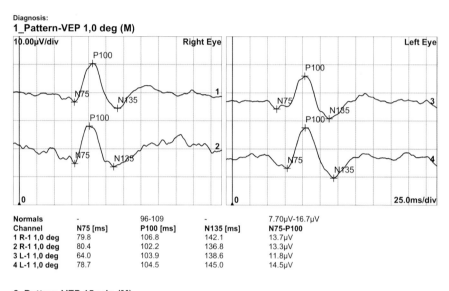

Normals	-	96-109	-	7.70μV-16.7μV
Channel	N75 [ms]	P100 [ms]	N135 [ms]	N75-P100
1 R-1 1,0 deg	79.8	106.8	142.1	13.7μV
2 R-1 1,0 deg	80.4	102.2	136.8	13.3μV
3 L-1 1,0 deg	64.0	103.9	138.6	11.8μV
4 L-1 1,0 deg	78.7	104.5	145.0	14.5μV

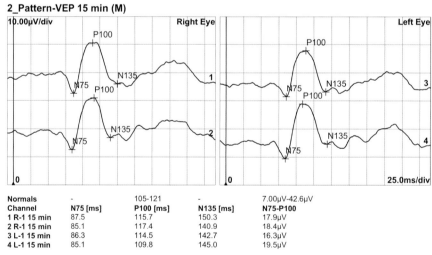

Normals	-	105-121	-	7.00μV-42.6μV
Channel	N75 [ms]	P100 [ms]	N135 [ms]	N75-P100
1 R-1 15 min	87.5	115.7	150.3	17.9μV
2 R-1 15 min	85.1	117.4	140.9	18.4μV
3 L-1 15 min	86.3	114.5	142.7	16.3μV
4 L-1 15 min	85.1	109.8	145.0	19.5μV

图 3-7　正常 PVEP 示例

被检者,48岁,双眼 PVEP 1°(60′)和 15′空间频率 P100 振幅 >10μV,属于正常范围,峰时无异常。在 1°和 15′两种空间频率的 PVEP 检查均按照国际标准要求重复检测两次,两次检查结果的振幅和峰时一致性均较好,证实该结果可靠性较高。

PVEP 正常参考值:一般 15 岁以下儿童 P100 振幅应 >20μV,成人 P100 振幅在 7~20μV;1°空间频率 P100 峰时约为 90~110ms,15′刺激时 P100 峰时比 1°延迟 5~10ms(本图中"Normals"为罗兰电生理推荐参考值,不同品牌电生理参考值存在一定差异)

后左眼,之后再进行双眼对比,且需检查重复性,若重复性好,即多次检查结果的峰时和振幅均一致,则提示结果可靠。

(二)异常 PVEP

异常 PVEP 示例见图 3-8、图 3-9。

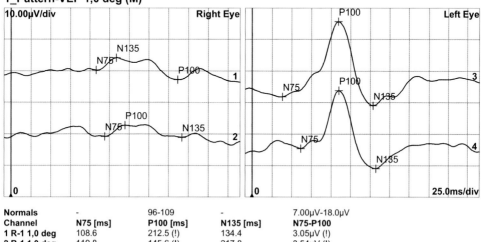

Normals	-	96-109	-	7.00μV-18.0μV
Channel	N75 [ms]	P100 [ms]	N135 [ms]	N75-P100
1 R-1 1,0 deg	108.6	212.5 (!)	134.4	3.05μV (!)
2 R-1 1,0 deg	119.8	145.6 (!)	217.8	3.54μV (!)
3 L-1 1,0 deg	38.7	109.8 (!)	154.4	23.9μV
4 L-1 1,0 deg	62.2	110.4 (!)	157.9	18.4μV

2_Pattern-VEP 15 min (M)

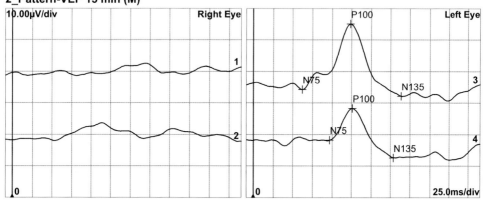

Normals	-	105-126	-	7.00μV-42.0μV
Channel	N75 [ms]	P100 [ms]	N135 [ms]	N75-P100
1 R-1 15 min	0.0	0.0	0.0	
2 R-1 15 min	0.0	0.0	0.0	
3 L-1 15 min	62.8	124.5	189.6	20.8μV
4 L-1 15 min	97.5	126.8 (!)	179.6	10.1μV

图 3-8 异常 PVEP 示例 1(右眼异常)

患者 65 岁,PVEP 可见右眼 1°空间频率的两次检查重复性尚可,P100 振幅重度降低,伴峰时延迟;15′空间频率两次检测重复性差,可认为无 PVEP 波形引出。左眼 1°和 15′空间频率 P100 振幅和峰时均无异常,两次检查重复性好,可靠性高

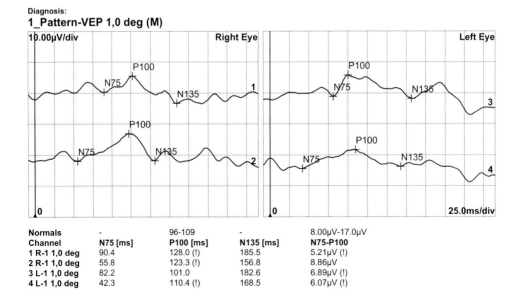

Diagnosis:
1_Pattern-VEP 1,0 deg (M)

Normals	-	96-109	-	8.00μV-17.0μV
Channel	N75 [ms]	P100 [ms]	N135 [ms]	N75-P100
1 R-1 1,0 deg	90.4	128.0 (!)	185.5	5.21μV (!)
2 R-1 1,0 deg	55.8	123.3 (!)	156.8	8.86μV
3 L-1 1,0 deg	82.2	101.0	182.6	6.89μV (!)
4 L-1 1,0 deg	42.3	110.4 (!)	168.5	6.07μV (!)

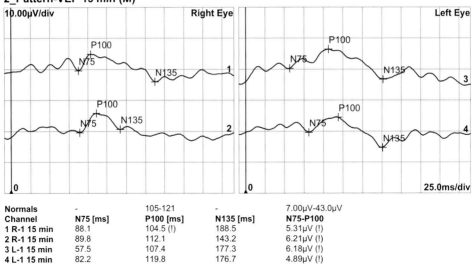

2_Pattern-VEP 15 min (M)

Normals	-	105-121	-	7.00μV-43.0μV
Channel	N75 [ms]	P100 [ms]	N135 [ms]	N75-P100
1 R-1 15 min	88.1	104.5 (!)	188.5	5.31μV (!)
2 R-1 15 min	89.8	112.1	143.2	6.21μV (!)
3 L-1 15 min	57.5	107.4	177.3	6.18μV (!)
4 L-1 15 min	82.2	119.8	176.7	4.89μV (!)

图 3-9　异常 PVEP 示例 2（双眼异常）

患者 35 岁，PVEP 检查结果显示右眼 1°空间频率 P100 振幅轻度降低（取两次重复振幅均值），峰时延迟；左眼 1°空间频率 P100 振幅轻度降低，峰时无延迟；双眼 15′空间频率的 P100 振幅均中度降低，峰时无延迟。两次检测重复性均较好，可靠性较高

（三）正常 FVEP

FVEP 个体间变异较大，不同患者波形特点不尽相同，但同一患者多次检查结果的一致性往往很好，因此 FVEP 更需要多次重复检查，重复性好则证实结果可靠性较好。正常 FVEP 波形示例见图 3-10、图 3-11。

（四）FVEP 异常

与 PVEP 相似，FVEP 的异常也主要包括振幅和峰时的异常，如图 3-12 所示。

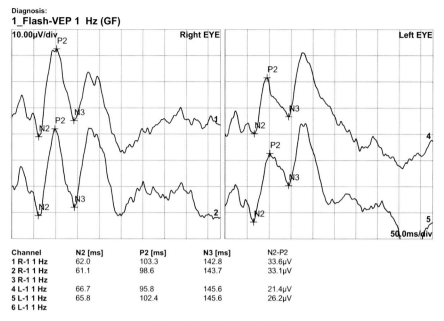

Channel	N2 [ms]	P2 [ms]	N3 [ms]	N2-P2
1 R-1 1 Hz	62.0	103.3	142.8	33.6μV
2 R-1 1 Hz	61.1	98.6	143.7	33.1μV
3 R-1 1 Hz				
4 L-1 1 Hz	66.7	95.8	145.6	21.4μV
5 L-1 1 Hz	65.8	102.4	145.6	26.2μV
6 L-1 1 Hz				

图 3-10　正常 FVEP 示例 1

被检者,6 岁,双眼 FVEP 可见两次检查 P2 波振幅 >20μV,峰时 <110ms,属于儿童正常范围,且重复性较好,结果可靠。

FVEP 正常参考值:一般 15 岁以下儿童 P2 振幅应 >20μV,成人 P2 振幅在 7~20μV,P2 峰时约为 95~110ms。FVEP 变异较大,需结合双眼对比情况具体分析,双眼差值超过 30%,即使均在正常范围内,可以认为较差眼为异常结果

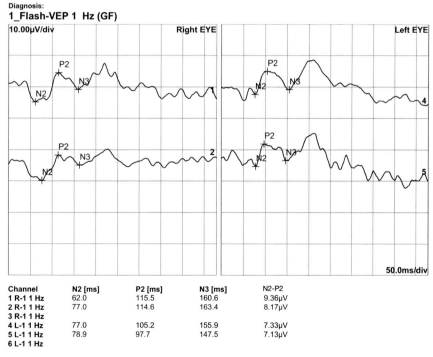

Channel	N2 [ms]	P2 [ms]	N3 [ms]	N2-P2
1 R-1 1 Hz	62.0	115.5	160.6	9.36μV
2 R-1 1 Hz	77.0	114.6	163.4	8.17μV
3 R-1 1 Hz				
4 L-1 1 Hz	77.0	105.2	155.9	7.33μV
5 L-1 1 Hz	78.9	97.7	147.5	7.13μV
6 L-1 1 Hz				

图 3-11　正常 FVEP 示例 2

被检者 22 岁,FVEP 可见双眼 P2 的两次重复检查波形一致,振幅和峰时均正常且一致性较好,说明结果可靠

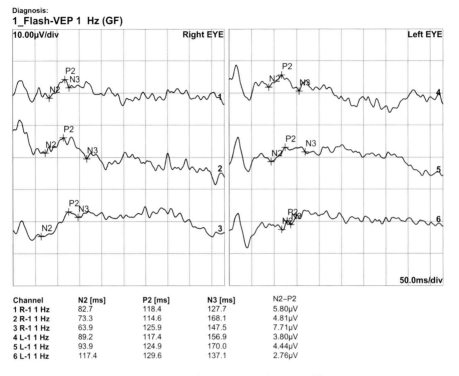

Diagnosis:
1_Flash-VEP 1 Hz (GF)

Channel	N2 [ms]	P2 [ms]	N3 [ms]	N2–P2
1 R-1 1 Hz	82.7	118.4	127.7	5.80μV
2 R-1 1 Hz	73.3	114.6	168.1	4.81μV
3 R-1 1 Hz	63.9	125.9	147.5	7.71μV
4 L-1 1 Hz	89.2	117.4	156.9	3.80μV
5 L-1 1 Hz	93.9	124.9	170.0	4.44μV
6 L-1 1 Hz	117.4	129.6	137.1	2.76μV

图 3-12　异常 FVEP 示例（双眼异常）

患儿 11 岁，双眼 FVEP 可见 P2 波振幅与同年龄段正常值相比重度降低，峰时正常。双眼三次重复检查 P2 波的一致性较好（尤其是前两次），提示该结果可靠

第三节　ffERG 基本特点及读图要点

一、ffERG 基本过程及信号起源

　　ffERG 是指视网膜受到全视野（Ganzfeld）的闪光刺激时，从角膜电极上记录到的视网膜神经元和非神经元细胞电反应的总和，它代表了从光感受器到双极细胞及无长突细胞的视网膜各层细胞电活动的总和。感受器细胞外侧的色素上皮层的病变也会影响到 ffERG。视觉电生理检查的波形成分与视网膜各层次结构的对应关系见图 3-13。

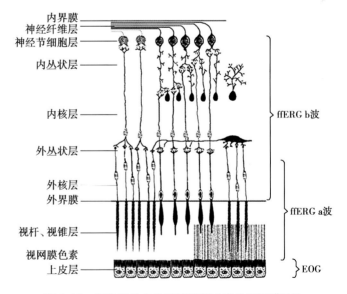

图 3-13　各类视觉电生理波形所对应的视网膜结构

图 3-14 代表了视网膜的局部电流传导途径。在角膜电极上可以记录到的 ffERG 电位差,可用图中的 B 表示。ffERG 电位来自视网膜的电流经过玻璃体和角膜,后通过脉络膜和色素上皮层后回到视网膜的过程。所以 ffERG 记录到的即是视网膜的电位差。

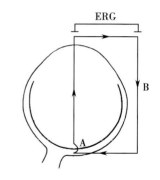

图 3-14　ffERG 记录原理示意图

光感受器外段的视紫红质吸收光后,引发一系列分子活动,最终导致光感受器超级化,这一电位变化的总和即为角膜电极上记录到的负向的 a 波。暗视 ERG(scotopic ERG)的 a 波主要反映视杆细胞的活动,明视 ERG(photopic ERG)的 a 波主要反映视锥细胞的活动。光感受器的超级化减少了其突触终末的递质释放,神经递质分别调控着突触后的双极细胞和水平细胞。ON 双极细胞的去极化使细胞外 K^+ 浓度升高,这种电位变化发生在外丛状层,进一步引导 Müller 细胞的去极化。所形成的跨视网膜的电流,沿着 Müller 细胞纵向流动,形成了 ERG 的 b 波。同时内丛状层上的细胞外 K^+ 浓度也升高,可能来自无长突细胞、双极细胞和神经节细胞的去极化。

二、ffERG 作用电极的选择

ffERG 一般采用 ERG-Jet 电极,记录振幅较高,目前在临床上应用最广泛。图 3-15 为 ERG-Jet 电极安装示意图。ffERG 记录也可采用 DTL 电极,优点是噪音低,且记录时间较长时被检者耐受性好,电极对放置于下结膜囊。图 3-16 为 DTL 电极安装示意图。

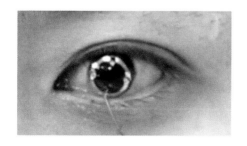

图 3-15　ERG-Jet 电极安装示意图

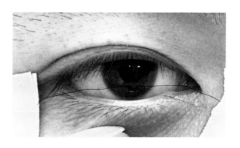

图 3-16　DTL 电极安装示意图

三、ffERG 基本波形

ffERG 基本波形由向下的负向波和一个快速向上的正向波组成。见图 3-17。

四、ffERG 新版国际标准的变化

ffERG 是 ISCEV 最早制订的国际标准的检查项目,最初包括 5 个检查项目,即国际标准五项(暗适应视杆细胞反应,

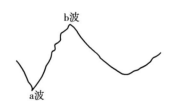

图 3-17　ERG 基本波形示意图

暗适应最大混合反应,振荡电位,明适应视锥细胞反应,30Hz 闪烁光反应)。2008 年又新增加了 1 个可选项目(10 或 30cd·s/m² 的高闪光刺激反应,用于屈光间质混浊病人的术前检查),即为国际标准六项。2015 年 ISCEV 对 6 项 ERG 进行了重新命名(表 3-2),命名原则根据刺激光强度和暗适应或明适应情况。

表 3-2 2015 年 ISCEV 国际标准六项 ffERG 命名、起源、典型正常波形、波形特点及观察指标

名称及起源	典型正常波形	典型波形特点	观察指标和描述方法
Dark-adapted 0.01 ERG 暗适应 0.01 ERG(b 波为视杆细胞驱动的 on 双极细胞反应)	暗适应 0.01 ERG	a 波很小或记录不到,b 波较大,正常大于 200μV	b 波振幅和峰时的异常程度
Dark-adapted 3.0 ERG 暗适应 3.0 ERG(起源于视杆细胞、视锥细胞和双极细胞的混合反应,以视杆细胞为主,其中 a 波起源于视杆和视锥细胞,b 波起源于双极细胞)	暗适应 3.0 ERG	a 波振幅大于 200μV,b 波振幅大于 400μV	a 波和 b 波振幅和峰时的异常程度、b/a 比值、波形特点
Dark-adapted 10 ERG 暗适应 10.0 ERG(a 波为增强的混合反应,反映视网膜光感受器细胞功能,起源同 3.0 ERG)	暗适应 10.0 ERG	a 波振幅大于 200μV,b 波振幅大于 400μV	a 波和 b 波振幅和峰时的异常程度
Dark-adapted oscillatory potentials 暗适应 3.0 振荡电位(反应起源于无长突细胞)	暗适应 3.0 振荡电位	4 个正波,OS2 波(即第二个正波 P2 波)振幅大于 60μV	正波数量、OS2 波振幅或 4 个正波振幅之和的异常程度
Light-adapted 3.0 ERG 明适应 3.0 ERG(视锥细胞系统瞬态反应,a 波起源于视锥细胞和视锥系 Off 双极细胞,b 波起源于 On 和 Off 视锥系双极细胞)	明适应 3.0 ERG	a 波振幅较小,大于 40μV。b 波振幅大于 100μV	a 波和 b 波振幅和峰时的异常程度

续表

名称及起源	典型正常波形	典型波形特点	观察指标和描述方法
Light-adapted 30Hz flicker ERG 明适应 3.0 闪烁光反应 ERG(视锥细胞通路驱动稳态反应)	**P1 P2 P3** **N1 N2 N3** 明适应 3.0 闪烁光反应 ERG	正弦波,正波 P2 振幅大于 70μV	P2 波振幅的异常程度

2015 年 ISCEV 国际标准规定了 ffERG 的测量包括各波的振幅和峰时的测量,并明确定义了时间用峰时(peak time)的概念,又名隐含期(implicit time),是指从刺激开始至 b 波波峰或者 a 波谷底的时间。a 波的振幅从基线到 a 波谷底,而 b 波的振幅从 a 波谷底到 b 波的波峰(见图 3-1)。

五、ffERG 正常和异常波形对比

(一)暗适应 0.01 ERG 正常和异常波形对比

暗适应 0.01 ERG 正常典型波形为无负向的 a 波,仅 90ms 左右的正向 b 波,b 波振幅正常大于 200μV,见图 3-18 左图。

图 3-18 右三幅图为异常波形,其中右上图为 b 波振幅轻度降低;右中图为 b 波振幅重度降低;右下图为未引出波形。

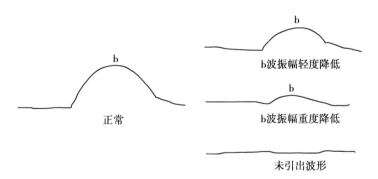

图 3-18 暗适应 0.01 ERG 正常和不同程度异常波形对比

(二)暗适应 3.0 ERG 正常和异常波形对比

图 3-19 为暗适应 3.0 ERG 正常和异常波形对比。其中左上图为正常典型波形,a 波振幅大于 200μV,b 波振幅大于 400μV,b/a 比值大于 1.5。其余 4 幅图为异常波形,左中图显示 a 波和 b 波振幅均降低,见于较大范围视网膜病变;左下图显示 a 波振幅降低,b 波振幅正常,见于近视患者;右上图可见 a 波振幅正常,b 波振幅下降,b 波振幅低于 a 波,即 b/a<1,这种波形称为负波型 ffERG,是内层视网膜病变的特征性改变。可见于遗传性视网膜病变(如先天性静止性夜盲和青少年视网膜劈裂)和视网膜血管类病变(如视网膜中央动脉

阻塞和视网膜中央静脉阻塞);右下图为未引出波形。

暗适应 10.0ERG 波形和暗适应 3.0 波形特点基本一致,对于屈光间质混浊患者,暗适应 10.0ERG 比暗适应 3.0 振幅高。

(三) 暗适应 3.0 振荡电位正常及异常波形对比

暗适应 3.0 振荡电位一般由三个较大的正波和随后的第四个小的正波组成,一般需测量前三个正波振幅并与正常值相比较,或也可比较前三个正波振幅之和。糖尿病视网膜病变、视网膜中央动脉阻塞的病人常可见

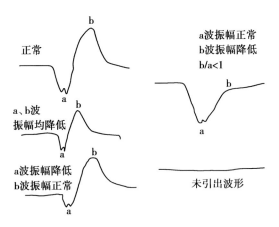

图 3-19   暗适应 3.0 ERG 正常和不同程度异常波形对比

振荡电位异常。图 3-20 为暗适应 3.0 振荡电位正常波形(左图)和异常波形对比。其中右上图振荡电位仅 2 个正波,波数量减少,同时 P2 波振幅降低;右中图波数量为 4 个,未减少,但 P2 波振幅中度降低;右下图为未引出波形。

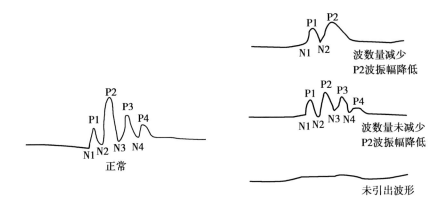

图 3-20   暗适应 3.0 振荡电位正常波形和异常波形对比

(四) 明适应 3.0 视锥细胞反应正常和异常波形对比

图 3-21 可见明适应 3.0 视锥细胞反应正常波形和异常波形。其中左图为正常波形,右上图 b 波振幅轻度降低,右中图 b 波振幅中度降低,右下图 b 波振幅重度降低。

(五) 明适应 3.0 闪烁光反应正常和异常波形对比

明适应 3.0 闪烁光反应正常波形为一组振幅基本相等,波形一致的正弦波。波形测量方式如下:选取一个典型波形测量波谷到波峰,第一个波是单次闪光后的波形,变异较大需排除,波谷选取可选取两个波峰之间的中点,或可平均三个波的振幅和峰时。可参照图 3-22,其中左图为正常波形,右上图为 P2 波轻度降低,右中图为 P2 波振幅中度降低,右下图为 P2 波振幅重度降低。

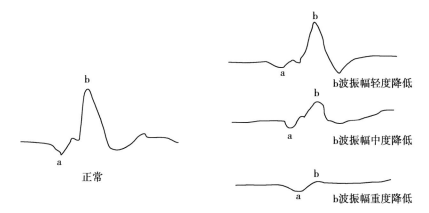

图 3-21　明适应 3.0 视锥细胞反应正常和异常波形对比

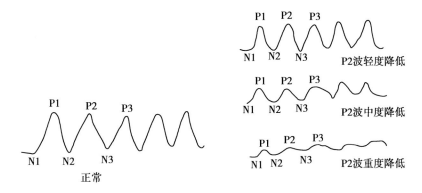

图 3-22　明适应 3.0 闪烁光反应正常和异常波形对比

六、ffERG 临床特点

ffERG 系全视网膜的总体反应,只有较大范围的视网膜病变才会引起 ffERG 反应振幅降低。

其中单纯明适应反应降低见于较大范围视锥细胞病变。黄斑区视锥细胞密度最高,与中心视力相关,占总数 5%,后极部占 30%。单纯的黄斑病变或后极部病变,ffERG 可正常。晚期原发性视网膜色素变性,虽中心视力保留,但因属广泛的感受器细胞变性,所以记录不到 ffERG。

七、ffERG 适用范围

全视野 ffERG 临床适用范围如下:

1. 遗传性视网膜病变　ffERG 可用于遗传性视网膜病变(如视网膜色素变性、视锥视杆营养不良等)的诊断、分型和病情预测。

2. 视网膜血管类病变　ffERG 可用于视网膜血管类病变,如糖尿病视网膜病变等的功能评价,并可指导治疗。ffERG 检查结果,尤其是振荡电位结果有显著异常,提示需治疗。

3. 白内障术前检查　ffERG 可用于白内障患者术前视网膜功能评价和术后效果预测。

4. 婴幼儿视网膜功能评估　ffERG 可用于评估包含早产儿视网膜病变在内的婴幼儿视网膜功能状态。

5. 视网膜毒性药物监测　ffERG 可用于检测氯喹等具有视网膜毒性药物所导致的视网膜功能变化情况。

八、ffERG 正常临床报告示例及读图要点

ffERG 国际标准六项每项都有各自的特征性波形,波形稳定性较高,一般无需重复。如下图 3-23 为正常 ffERG 波形示例。

Diagnosis:

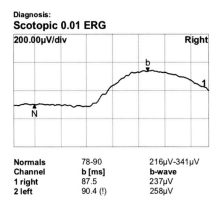
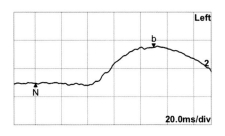

Scotopic 0.01 ERG

Normals	78-90	216μV-341μV
Channel	b [ms]	b-wave
1 right	87.5	237μV
2 left	90.4 (!)	258μV

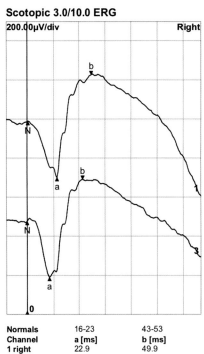
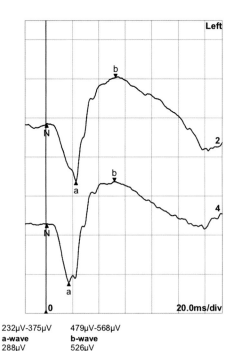

Scotopic 3.0/10.0 ERG

Normals	16-23	43-53	232μV-375μV	479μV-568μV
Channel	a [ms]	b [ms]	a-wave	b-wave
1 right	22.9	49.9	288μV	526μV
2 left	22.9	53.1 (!)	294μV	532μV
3 right	17.0	43.2	286μV	500μV
4 left	17.3	52.3	300μV	516μV

Dark-adapted 3.0 oscillatory pontentials

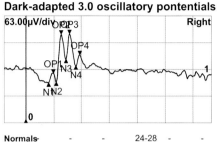
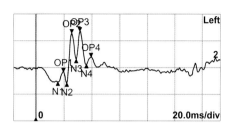

Normals	-	-	-	24-28	-	-	-	77.0μV-150μV			210μv-320μv
Channel	N1 [ms]	OP1 [ms]	N2 [ms]	OP2 [ms]	N3 [ms]	OP3 [ms]	N4 [ms]	OP4 [ms]	OS1	OS2	OS3	OS4	total
1 right	16.4	20.0	22.0	25.5	29.1	31.7	36.4	39.3	22.5μV	112μV	59.9μV	25.6μV	220μv
2 left	15.9	20.0	22.3	25.8	29.1	31.7	36.4	39.6	23.9μV	117μV	65.4μV	17.1μV	224μv

Light-adapted 3.0 ERG

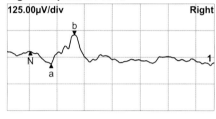
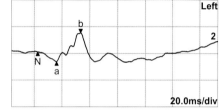

Normals	15-17	32-34	12.0μV-95.0μV	147μV-222μV
Channel	a [ms]	b [ms]	a-wave	b-wave
1 right	16.1	33.2	59.1μV	136μV (!)
2 left	16.4	33.8	46.0μV	135μV (!)

Light-adapted 3.0 Flicker

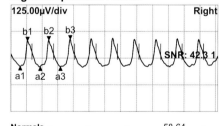
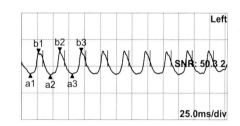

Normals	-	-	-	58-64	-	-	99.0μV-171μV				
Channel	a1 [ms]	b1 [ms]	a2 [ms]	b2 [ms]	a3 [ms]	b3 [ms]	a1-b1	a2-b2	a3-b3	Average	30Hz Ampl.
1 right	15.5	27.1	47.8	61.4	80.1	95.6	120μV	125μV	129μV	124μV	5.17E-005
2 left	14.9	27.8	46.5	61.4	81.4	95.6	99.7μV	110μV	105μV	105μV	4.73E-005

图 3-23　正常 ffERG 示例

被检者,62 岁,明适应 3.0 反应 b 波振幅略低于正常参考值,其他五项反应波形和振幅均正常,结合其他临床检查分析综合考虑,仍属正常范围。

ffERG 正常参考值:暗适应 0.01 反应 b 波振幅一般 >200μV;暗适应 3.0 反应 a 波振幅一般 >200μV,b 波振幅一般 >400μV;暗适应 10.0 反应和暗适应 3.0 反应波形类似,a、b 波振幅基本一致;暗适应 3.0 振荡电位 P2 波振幅(OS2)一般 >60μV;明适应 3.0 反应 b 波振幅一般 >100μV,明适应 30Hz 闪烁光反应 P2 波(图中标记为 b2)振幅一般 >70μV(本图中"Normals"为罗兰电生理推荐参考值,不同品牌电生理参考值存在一定差异)

九、ffERG 异常临床报告示例及读图要点

图 3-24 和 3-25 为异常 ffERG 示例。

Diagnosis:
Dark-adapted 0.01 ERG

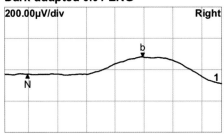

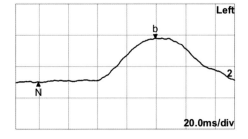

Normals	78-90	216μV-341μV
Channel	b [ms]	b-wave
1 right	79.5	110μV (!)
2 left	79.8	281μV

Dark-adapted 3.0/10.0 ERG

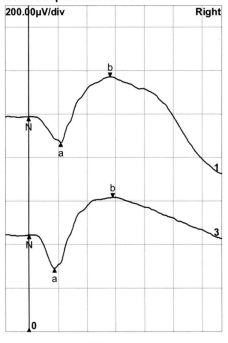

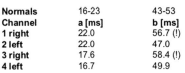

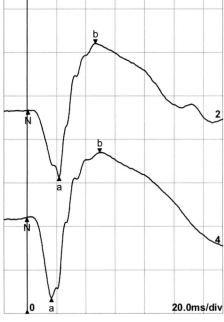

Normals	16-23	43-53	232μV-375μV	479μV-568μV
Channel	a [ms]	b [ms]	a-wave	b-wave
1 right	22.0	56.7 (!)	118μV (!)	303μV (!)
2 left	22.0	47.0	305μV	613μV
3 right	17.6	58.4 (!)	155μV (!)	328μV (!)
4 left	16.7	49.9	369μV	668μV

Dark-adaped 3.0 oscillatory pontentials

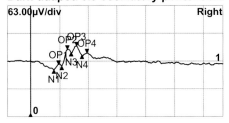

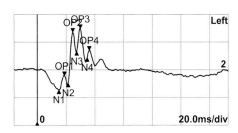

Normals	-	-	24-28	-	-	-	77.0μV-150μV			210μv-320μv	
Channel	N1 [ms]	OP1 [ms]	N2 [ms]	OP2 [ms]	N3 [ms]	OP3 [ms]	N4 [ms]	OP4 [ms]	OS1	OS2	OS3	OS4	total
1 right	16.1	19.4	21.7	25.5	28.2	32.0	35.8	39.3	11.4μV	37.3μV (!)	14.5μV	4.72μV	67.9μv (!)
2 left	15.3	19.1	21.7	25.0	27.6	30.2	34.9	36.4	32.4μV	115μV	52.1μV	16.9μV	216μv

Light-adapted 3.0 ERG

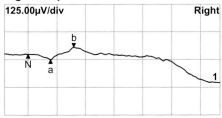

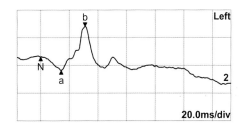

Normals	15-17	32-34	12.0μV-95.0μV	147μV-222μV
Channel	a [ms]	b [ms]	a-wave	b-wave
1 right	15.9	32.0 (!)	23.5μV	55.6μV (!)
2 left	14.7 (!)	31.4 (!)	61.0μV	198μV

Light-adapted 3.0 Flicker

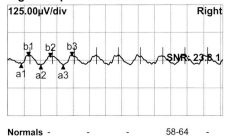

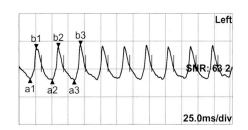

Normals	-	-	-	58-64	-	-	99.0μV-171μV				
Channel	a1 [ms]	b1 [ms]	a2 [ms]	b2 [ms]	a3 [ms]	b3 [ms]	a1-b1	a2-b2	a3-b3	Average	30Hz Ampl.
1 right	21.3	32.3	51.0	65.9 (!)	85.2	98.8	35.5μV	37.4μV (!)	42.5μV	38.5μV	1.92E-005
2 left	17.4	26.5	51.7	60.7	85.2	94.9	138μV	149μV	160μV	149μV	5.64E-005

图 3-24　异常 ffERG 示例 1（右眼异常）

患者,53 岁,左眼 6 项反应基本正常,右眼 6 项反应各波振幅均中度降低

Diagnosis:

Dark-adapted 0.01 ERG (GF)

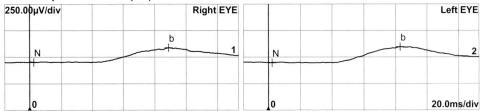

Normals	78-90		216μV-341μV
Channel	**b [ms]**		**b-wave**
1 R-1	89.2		138μV (!)
2 L-2	83.4		151μV (!)

Dark-adapted 3.0 ERG (GF)

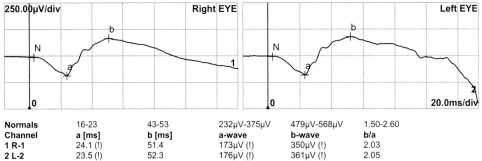

Normals	16-23	43-53	232μV-375μV	479μV-568μV	1.50-2.60
Channel	**a [ms]**	**b [ms]**	**a-wave**	**b-wave**	**b/a**
1 R-1	24.1 (!)	51.4	173μV (!)	350μV (!)	2.03
2 L-2	23.5 (!)	52.3	176μV (!)	361μV (!)	2.05

Dark-adapted 10.0 ERG (GF)

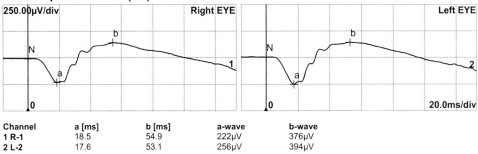

Channel	a [ms]	b [ms]	a-wave	b-wave
1 R-1	18.5	54.9	222μV	376μV
2 L-2	17.6	53.1	256μV	394μV

Dark-adapted 3.0 Oscillatory Potential ERG (GF)

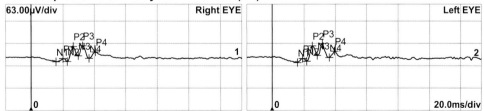

Normals	-	-	24-28	-	-	-	-		77.0μV-150μV			210μV-320μV
Channel	P1 [ms]	N2 [ms]	P2 [ms]	N3 [ms]	P3 [ms]	N4 [ms]	P4 [ms]	OS1	OS2	OS3	OS4	TotalOS
1 R-1	20.3	22.9	26.7	29.9	32.9	37.0	41.1	8.79μV	42.5μV (!)	28.8μV	17.9μV	98.0μV (!)
2 L-2	19.4	22.0	25.5	28.8	32.0	36.4	39.6	11.5μV	43.0μV (!)	33.4μV	17.6μV	105μV (!)

Light-adapted 3.0 ERG (GF)

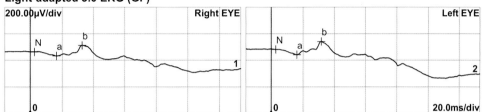

Normals		15-17		32-34		12.0μV-95.0μV	147μV-222μV
Channel		a [ms]		b [ms]		a-wave	b-wave
1 R-1		16.7		33.2		30.5μV	80.6μV (!)
2 L-2		16.4		32.0 (!)		39.2μV	99.8μV (!)

Light-adapted 3.0 Flicker 30Hz ERG (GF)

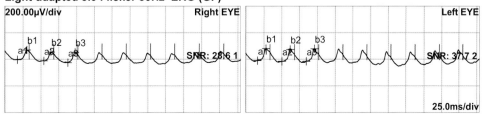

Normals	-	-	58-64	-	-		99.0μV-171μV	
Channel	b1 [ms]	a2 [ms]	b2 [ms]	a3 [ms]	b3 [ms]	a1-b1	a2-b2	a3-b3
1 R-1	31.0	54.9	64.6 (!)	88.5	98.8	74.0μV	68.1μV (!)	78.9μV
2 L-2	28.4	51.0	62.6	85.2	96.9	90.9μV	90.2μV (!)	93.8μV

图 3-25 异常 ffERG 示例 2（双眼异常）

患者,57 岁,双眼 ffERG 6 项反应各波振幅均中度降低

第四节 PERG 基本特点及读图要点

一、PERG 基本过程和临床意义

PERG 是视网膜交替图形刺激(翻转黑白棋盘格,2013 ISCEV 国际标准为 48′,即 0.8°空间频率,4rps,平均次数为 100~300 次,刺激图形见图 3-26)产生的电反应,不仅能够评价黄斑功能,也可以评价视网膜内层神经节细胞的功能,还能够对同样刺激所诱导的 PVEP 反应,作进一步诠释。

二、PERG 波形

PERG 正常波形为向上的 P50 波和向下的 N95 波。正常波形特点:P50 峰时约 50ms,振幅约 3μV;N95 峰时约 95~100ms,振幅约 5μV(图 3-27)。

N95 主要起源于神经节细胞,视神经病变主要影响 N95 振幅,P50 可能起源于更远端的视网膜。图 3-28 和 3-29 中虚线分别示意 P50 降低和 N95 降低的波形。

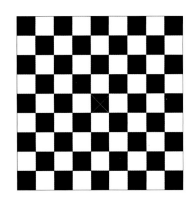

图 3-26 PERG 48′棋盘格刺激图形示意图

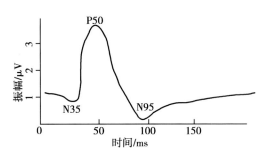

图 3-27 PERG 正常波形示意图

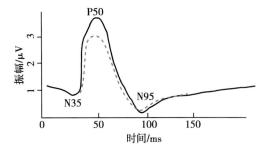

图 3-28 PERG P50 振幅降低示意图

图中异常(虚线)P50 振幅比正常(实线)P50 降低,并伴随 N95 振幅的降低

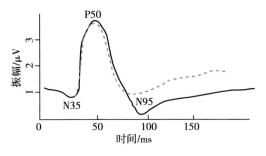

图 3-29 PERG N95 振幅降低示意图

图中异常(虚线)N95 振幅比正常(实线)N95 降低,而虚线 P50 振幅仍为正常

三、PERG 适用范围

PERG 的临床适用范围如下：

1. 黄斑病变　PERG 可用于黄斑病功能评估、病情监测。

2. 遗传性视网膜病变和视网膜血管类病变　PERG 可用于遗传性视网膜病变和视网膜血管类病变病情综合评估。

3. 视神经节病变（如青光眼）　PERG 可用于青光眼患者早期筛查、诊断及病情监测。

4. 病变定位　PERG 结合 PVEP 可进行病变定位。

四、PERG 正常临床报告示例和读图要点

PERG 波形变异较小，但由于振幅较低，容易受到干扰影响，临床上检查需要至少重复两次，重复性好则可靠性高。图 3-30 为 PERG 的正常临床报告示例。

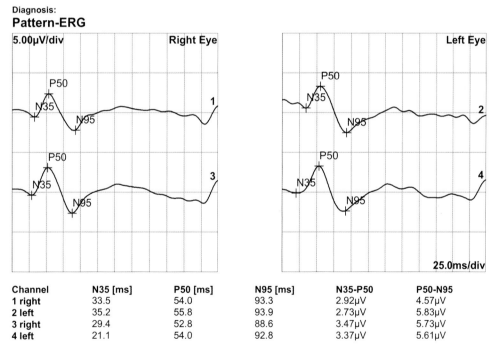

Channel	N35 [ms]	P50 [ms]	N95 [ms]	N35-P50	P50-N95
1 right	33.5	54.0	93.3	2.92μV	4.57μV
2 left	35.2	55.8	93.9	2.73μV	5.83μV
3 right	29.4	52.8	88.6	3.47μV	5.73μV
4 left	21.1	54.0	92.8	3.37μV	5.61μV

图 3-30　正常 PERG 示例

被检者，59 岁，双眼 PERG P50 和 N95 振幅均正常，且重复性较好。PERG 正常参考值：P50 振幅一般 3μV，N95 振幅一般 5μV

五、PERG 异常临床报告示例及读图要点

图 3-31 和图 3-32 为 PERG 的异常波形示例。

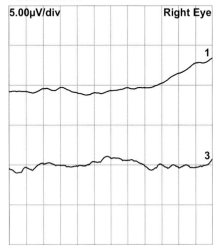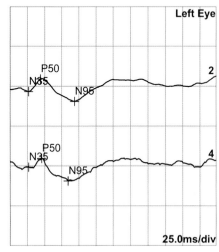

Channel	N35 [ms]	P50 [ms]	N95 [ms]	N35-P50	P50-N95
1 right	0.0	0.0	0.0		
2 left	27.6	44.6	94.5	1.59μV	2.82μV
3 right	0.0	0.0	0.0		
4 left	27.6	46.4	85.1	1.10μV	2.84μV

图 3-31　异常 PERG 示例 1（双眼异常）

患者,35 岁,PERG 左眼 P50 和 N95 振幅均中度降低,右眼未见明显 PERG 波形

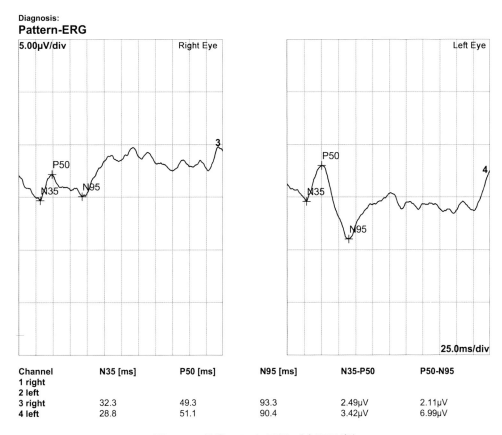

Channel	N35 [ms]	P50 [ms]	N95 [ms]	N35-P50	P50-N95
1 right					
2 left					
3 right	32.3	49.3	93.3	2.49μV	2.11μV
4 left	28.8	51.1	90.4	3.42μV	6.99μV

图 3-32　异常 PERG 示例 2（右眼异常）

患者,51 岁,PERG 右眼 P50 峰时、振幅基本正常,N95 振幅中度降低,左眼 PERG P50 和 N95 振幅均正常

第五节　mfERG 基本特点及读图要点

一、mfERG 基本概念

mfERG 是 Sutter 在 1992 年发明的。记录电极仍为角膜接触镜电极,刺激图形是若干个黑白相间的六边形(常用 61 个或 103 个)组成(图 3-33),在同一时刻,所有刺激六边形中一半为黑一半为白,六边形黑白颜色随机转换,经过计算机处理,可得到视网膜相应区域的 ERG 波形曲线。即为多焦 ERG。

传统电生理使用全视野 Ganzfeld 刺激器对整个视网膜进行闪光刺激,反映的是整个视网膜的综合电信号特征,缺点是不能确定具体的病变部位。多焦电生理使用 CRT、LED、LCD 或 SLO 刺激器对视网膜进行图形刺激,反映的是视网膜各个微小局部的信号特征。可以确定病变的具体视网膜部位,相当于不同部位传统电生理信号的集合。

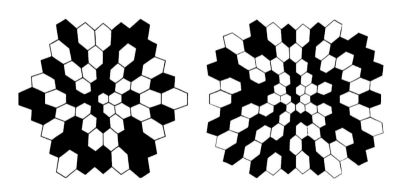

图 3-33   mfERG 刺激图形 61 个和 103 个六边形

六边形呈离心分布,使中央区域六边形引出信号的振幅与周边区域振幅差异较小,可在一幅图呈现。六边形的面积与其内视锥细胞密度相对应,随着离心距离而增加,因此可以记录周边小的反应。每个六边形以双 m 序列的假随机顺序控制刺激图形的黑白翻转。通过计算机化的 m 序列和反应周期之间的交叉相关技术处理,得到局部反应情况。将不同六边形区域所得的视网膜反应振幅密度(每单位视网膜的振幅)的大小(图 3-34)以相应颜色与高度组合的方式显示出来,就得到视网膜电图地形 3D 图(图 3-35)。

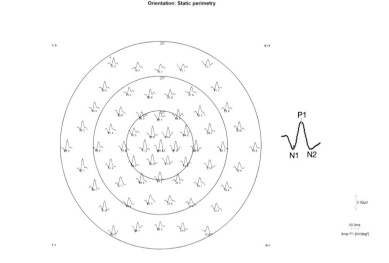

图 3-34   mfERG 61 个六边形原始波形及振幅密度

原始波形图由 61 个单独的波形组成,每个波形由负向的 N1 和正向的 P1 波组成,一般观察 P1 波振幅

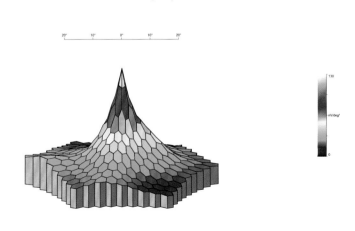

Amplitudes P1
Orientation: Static perimetry

OS

图 3-35　mfERG 61 个六边形 3D 地形图

二、三种 ERG 比较

ffERG,PERG,mfERG 三者刺激范围、刺激方式都不同,临床意义也不同,相互都不能替代。表 3-3 为三者比较。

表 3-3　ffERG、PERG 和 mfERG 比较

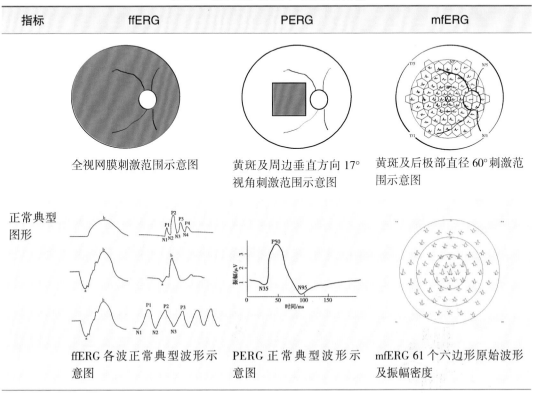

指标	ffERG	PERG	mfERG
	全视网膜刺激范围示意图	黄斑及周边垂直方向 17°视角刺激范围示意图	黄斑及后极部直径 60° 刺激范围示意图
正常典型图形	ffERG 各波正常典型波形示意图	PERG 正常典型波形示意图	mfERG 61 个六边形原始波形及振幅密度

指标	ffERG	PERG	mfERG
观察指标	大多为 a 波振幅,b 波振幅	P50、N95 振幅	61 或 103 个 P1 波振幅
波形起源	a 波起源于视杆或视锥细胞,b 波起源于双极细胞	感受器细胞和邻近视网膜细胞驱动,波形大多来自于神经节细胞反应	N1 波成分同明适应 3.0 ERG a 波,起源于视锥细胞;P1 波和 N2 波成分同明适应 3.0 ERG b 波和振荡电位,起源于双极细胞
波形特点	6 个不同反应均有不同的波形特点,振幅较高,可达 100~400μV,容易采集,不需要多次采集来平均,不同患者间变异较小	振幅较低,仅 3μV 左右,容易受到干扰影响	不是振幅,是振幅密度,已和相对应区域面积平均,单位 nV/deg^2,极易受到干扰影响;振幅高功能好
平均次数	可根据波形情况刺激 1~3 次	可根据波形情况刺激 100~300 次	可根据波形情况刺激循环 4~8 次
临床意义	反映视网膜整体功能,同时包含视锥细胞和视杆细胞功能	P50 反映黄斑功能,N95 反映神经节细胞功能	P1 波反映黄斑及后极部每个对应六边形区域视网膜视锥细胞功能
适应患者	广泛性视网膜病变,黄斑病变	视神经病变,黄斑病变	后极部相关视网膜病变

三、mfERG 适用范围

mfERG 的临床适用范围如下:

1. 眼底疾病疗效定量评估　mfERG 可用于眼底手术、药物、激光治疗前后疗效定量评估。

2. 遗传性视网膜病变　mfERG 可帮助视网膜色素变性等遗传性视网膜病变确诊、功能评估和病情全面监测。

3. 黄斑病变　mfERG 可用于 Stargardt 病等黄斑病变的功能评估。

4. 视网膜血管类病变　mfERG 可用于糖尿病视网膜病变等视网膜血管类病变功能评估和指导治疗。

5. 视网膜毒性药物监测　mfERG 可用于氯喹等视网膜毒性药物视网膜病变检测和指导治疗。

四、mfERG 正常临床报告示例及读图要点

图 3-36 为 mfERG 61 个六边形正常波形示例。

图 3-36 中被检者,46 岁,该结果中主要分析原始波形图形和 3D 图形,定量描述结果时分别描述 5 个或 6 个环(103 个六边形刺激结果是 6 个环,61 个六边形刺激结果是 5 个环)的振幅密度、4 个象限的振幅密度及相应峰时的异常程度。

左上原始波形图是每个六边形原始波形,一般情况下,正波为 P1 波振幅密度,负波为 N1 波振幅密度,可以通过波形观察整个刺激视野范围的大体情况,正负波明显说明干扰不

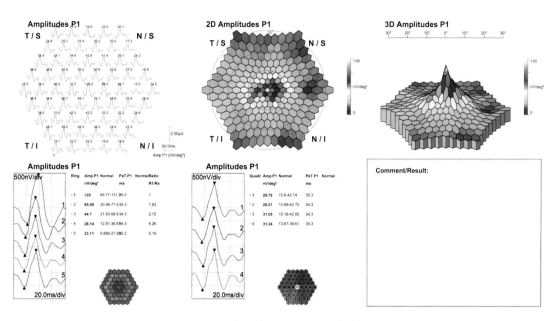

图 3-36　61 个六边形 mfERG 正常波形示例

大,正波振幅密度较低则表示该区域功能较差。通常将波形参数设定为 P1 振幅密度,有特殊需求时可以把波形参数修改为峰时等其他指标。

中上 2D 图为各原始波形 P1 波振幅密度,用不同颜色表示,并插入内插值加以平滑,用来描述整体病变的范围和方位,类似视野灰度图。右侧标尺可见暖色调代表振幅密度较高,冷色调代表振幅密度较低。上图鼻侧中部区域可见局部深蓝色区域,对应原始波形图相应区域也可见相应位置波形未引出,提示该位置为视盘,即生理盲点区域。检查结果中如可见生理盲点区域则证明该患者固视良好,结果可靠。

右上 3D 图用高度和颜色表示各区域振幅密度,也有内插值,可以直观反映黄斑中心凹及中心凹周边区域的功能。3D 图应观察相对于正常值的调整图(relative to internal normal),即标尺最大值应设定为固定正常值上限,更直观地反映异常情况。

2D 和 3D 结果如需与眼底影像或静态视野检查结果对比,要注意视图的方向,可分为视网膜视图和视野计视图,相关信息可见 mfERG 患者信息栏右下的标识。如本例为 retina view,mfERG 结果和眼底彩照方位一致。如有需要可以修改参数为和静态视野方位一致。

左下环形图可以描述黄斑中心凹、旁中心凹及黄斑周边振幅密度异常程度,用于观察黄斑中心为初始病变部位的眼底病变的病情进展。1~5 环振幅密度正常范围大致分别为 $>100nV/deg^2$、$>60nV/deg^2$、$>40nV/deg^2$、$>30nV/deg^2$、$>20nV/deg^2$(图 3-36 中默认正常值范围"Normal"为罗兰电生理推荐参考值,不同品牌电生理参考值存在一定差异)。

中下象限图可以描述鼻上、鼻下、颞上和颞下四个象限的振幅密度异常程度,用于观察非黄斑中心为初始病变部位的眼底病变的病情进展。四个象限振幅密度正常范围大致 $>30nV/deg^2$,其中鼻上和鼻下象限因有视盘区域振幅密度略低。

图 3-37 为 mfERG 103 个六边形正常波形示例。

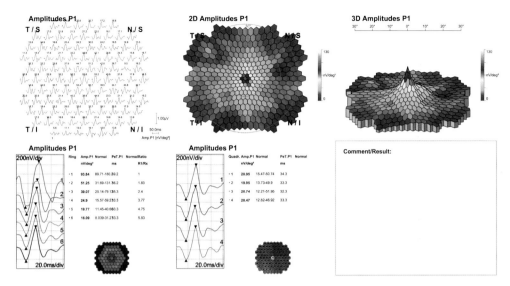

图 3-37   103 个六边形 mfERG 正常波形示例

被检者,19 岁,该示例为正常 103 个六边形 mfERG 结果,原始波形图,2D 图和 3D 图鼻侧中部区域可见清晰的深蓝色视盘区域,固视良好。环形图有六个环,每个环正常范围比 63 个六边形振幅密度略低,正常参考值范围分别为 >90nV/deg², >50nV/deg², >30nV/deg², >20nV/deg², >15nV/deg², >10nV/deg²(图中"Normal"为罗兰电生理推荐参考值,不同品牌电生理参考值存在一定差异),象限图四个象限振幅密度的正常参考值范围为 >20nV/deg²(图中"Normal"为罗兰电生理推荐参考值,不同品牌电生理参考值存在一定差异)

五、mfERG 异常临床报告示例及读图要点

图 3-38~ 图 3-40 为 mfERG 异常波形示例。

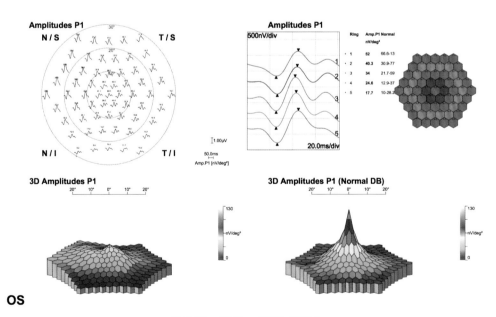

图 3-38   异常 mfERG 示例 1

患者,63 岁,该病例环形图中央第 1 环振幅密度中度降低,第 2~5 环轻度降低,3D 图尖峰基本消失,与右下方正常 3D 尖峰图对照可直观判断降低程度

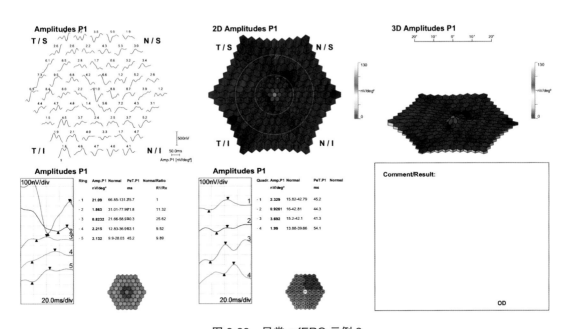

图 3-39　异常 mfERG 示例 2

患者,72 岁,该病例 mfERG 黄斑中心各环区域振幅密度均呈重度降低,3D 图尖峰消失

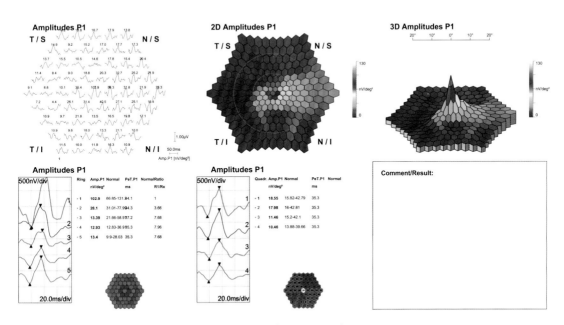

图 3-40　异常 mfERG 示例 3

患者,37 岁,该病例 mfERG 3D 图尖峰正常,环形图中心第一环振幅密度正常,象限图颞上、颞下象限振幅密度中度降低,鼻侧两象限轻度降低

第六节　EOG 基本特点及读图要点

一、EOG 记录过程及国际标准新变化

EOG 测量视网膜色素上皮和光感受器细胞之间存在的视网膜静电位。在被检者内、外眦各放置一个电极,于暗、明适应条件下能检测到随眼球的转动而产生的电流变化,记录下来的电位就是 EOG(图 3-41)。Arden 比值是主要评价指标。2017 年 ISCEV 国际标准把 Arden 比值更名为 Light Peak：Dark Trough ratio(LP：DT ratio),即光峰暗谷比。

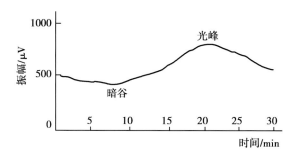

图 3-41　EOG 典型正常波形示意图

二、EOG 适用范围

EOG 的临床适用范围如下:

1. Best 病(卵黄样黄斑变性)

2. 色素上皮病变　EOG 可用于色素上皮病变的诊断、遗传分型和病情监测。

3. 脉络膜病变　EOG 可用于脉络膜病变定位,脉络膜肿瘤常可见 EOG 异常。

三、正常 EOG 临床报告示例及读图要点

EOG 需观察光峰暗谷比,正常值 1.8~4.3。还需观察暗谷电位和光峰电位振幅和峰时。图 3-42 为 EOG 的正常波形示例。

四、异常 EOG 临床报告示例及读图要点

图 3-43 为 EOG 异常波形示例。

Right

Left

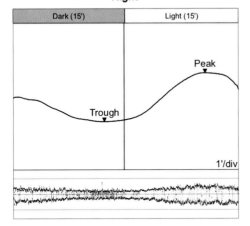

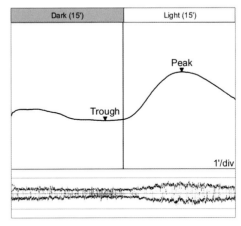

Saccades at markers:

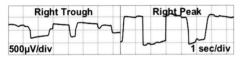

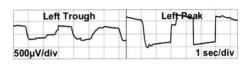

Arden Ratio	Trough	Peak
2.2	15.2μV/deg	34.1μV/deg
	12'24"	10'36" (25'36")

Arden Ratio	Trough	Peak
2.2	15.3μV/deg	34.1μV/deg
	12'36"	7'48" (22'48")

Controls:
Adaption times: 0 / 0, Saccade time: 1.5sec, View angle: 30deg
Amplifier: 0.05 - 30Hz, +-2.00mV

Diagnosis:

Exam. Result:

图 3-42　正常 EOG 示例

被检者,33 岁,该示例双眼波谷和波峰标记位置对应波谷波峰位置,标记正确。Arden 比值(即光峰暗谷比)均 >1.8,在正常范围。暗谷峰时 >6′,光峰峰时 >7′,在正常时间范围内(一般正常范围:暗谷和光峰峰时均 >5′)

Right

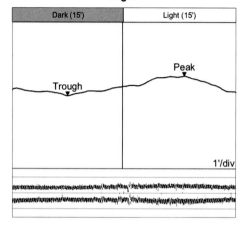

Left

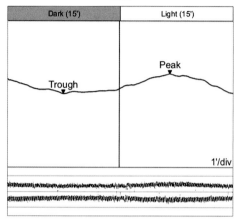

Saccades at markers:

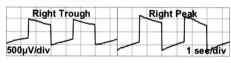

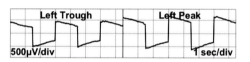

Arden Ratio	Trough	Peak
1.3	744.7μV	974.8μV
	7'36"	8'12" (23'12")

Arden Ratio	Trough	Peak
1.3	753.8μV	982.7μV
	7'36"	6'36" (21'36")

Controls:
Adaption times: 0 / 0, Saccade time: 1.5sec, View angle: 1deg
Amplifier: 0.1 - 100Hz, +-2.00mV

Diagnosis:

Exam. Result:

图 3-43　异常 EOG 示例（双眼异常）

患者,28 岁,该病例暗适应波谷和明适应波峰均较明显,两者差距较小,光峰暗谷比小于 1.8,属中度异常结果(光峰暗谷比 1.5~1.8 为轻度降低,1.2~1.5 为中度降低,1.2 以下为重度降低)

第四章
视觉电生理应用实例

第一节 视觉电生理检查项目选择及应用范围

一、视觉电生理检查项目选择流程

视觉电生理因其结果客观可靠,且可定量分析,越来越受到临床医生的重视。现已成为疑难眼底疾病和视神经疾病的诊断必备手段,特别是对一些主诉视力下降,但其他眼科检查未发现异常的病人,视觉电生理检查具有其独特的优势。可按照图 4-1 所示的视觉电生理检查流程对眼底病变进行逐步排查,进而推测病变部位和疾病性质。

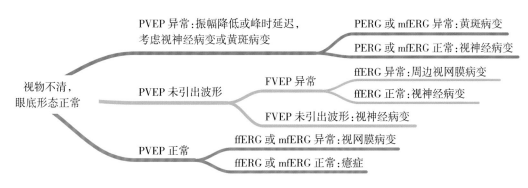

图 4-1 视觉电生理诊断疑难眼底病变和视神经疾病流程图

如图 4-1 所示,当临床上遇到主诉视物不清,而眼底形态未发现异常的患者时,首先需要进行 PVEP 检查,之后根据 PVEP 不同结果选择下一步所需的视觉电生理检查项目。

1. PVEP 出现振幅降低或峰时延迟时,考虑患有视神经或黄斑病变。此时应行 PERG 或 mfERG 检查进一步确诊。如 PERG 结果中 P50 振幅降低或 mfERG 中心凹区域振幅密度降低,考虑黄斑病变;如 P50 振幅正常,N95 振幅降低,mfERG 正常,则应考虑视神经病变。

2. PVEP 未引出波形时需检查 FVEP。如 FVEP 一样未引出波形,考虑视神经病变。如 FVEP 振幅降低或峰时延迟,则需进一步行 ffERG 检查。如 ffERG 结果中有暗适应反应及明适应反应振幅降低,则考虑周边视网膜病变;如 ffERG 正常,主要考虑视神经病变。

3. PVEP 正常,再行检查 ffERG 或 mfERG。如有振幅或振幅密度降低,考虑视网膜病变;如二者均正常,考虑癔症。

二、视觉电生理应用范围

对于不同病变,电生理检查目的不同,对临床的指导意义也不同。在临床上,视觉电生理最主要的应用价值主要在于视神经病变、婴幼儿视网膜病变、包括隐匿性视网膜病变在内的遗传性视网膜病变、获得性视网膜病变、视网膜中毒性病变、青光眼和弱视等眼病的诊断、鉴别诊断、功能评价及随访等,屈光间质混浊术前视网膜功能评估,以及眼外伤和眼病司法鉴定。

第二节　视神经病变

视神经病变是眼科常见的视力下降的原因,在临床上对于不明原因的视力下降应考虑到视神经病变的可能。对于可疑的视神经病变,应选择 PVEP、FVEP 和(或)PERG,可根据 VEP 异常情况对视神经传导异常或变性类病变进行定性诊断。反之,这些检查也可以对疾病进行鉴别诊断,排除视神经病变。

一、视神经脱髓鞘病变

视神经脱髓鞘病变包含视神经炎、多发性硬化和视神经脊髓炎等。其 VEP 多以峰时延迟为主。VEP 能够反映视网膜神经节细胞到视皮层任何部位的视神经系统病变,因此 PVEP 和 FVEP 是包括视神经炎在内的视神经疾病首选的视觉电生理检查项目。PERG N95 反映神经节细胞功能,可帮助明确视神经炎病变定位。对于视神经炎,特别是一些眼底无改变的球后视神经炎,视觉电生理检查能够为病人提供客观的视神经功能评价,具有很高的诊断价值。

图 4-2 为视神经炎患者的 PVEP 结果。PVEP 表现为峰时延迟,并且在恢复期仍表现为峰时延迟,常伴有对侧眼的峰时延迟(>10ms)。因同时有视网膜神经节细胞损害,PERG 也可表现为 N95 的振幅异常,部分患者可见 P50 振幅降低、峰时缩短,但 P50 延迟不是视神经疾病和神经节细胞病变的特征性改变。

二、视神经退行性病变

视神经退行性病变包括视神经萎缩、缺血性视神经病变、Leber 遗传性视神经病变等。这类疾病的视觉电生理改变以 VEP 振幅降低为主。

Diagnosis:

1_Pattern-VEP 1,0 deg (M)

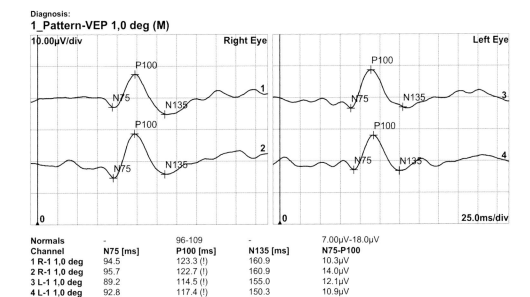

Normals	-	96-109	-	7.00μV-18.0μV
Channel	N75 [ms]	P100 [ms]	N135 [ms]	N75-P100
1 R-1 1,0 deg	94.5	123.3 (!)	160.9	10.3μV
2 R-1 1,0 deg	95.7	122.7 (!)	160.9	14.0μV
3 L-1 1,0 deg	89.2	114.5 (!)	155.0	12.1μV
4 L-1 1,0 deg	92.8	117.4 (!)	150.3	10.9μV

2_Pattern-VEP 15 min (M)

Normals	-	105-126	-	7.00μV-42.0μV
Channel	N75 [ms]	P100 [ms]	N135 [ms]	N75-P100
1 R-1 15 min	95.1	140.9 (!)	185.5	7.30μV
2 R-1 15 min	101.0	141.5 (!)	176.7	9.19μV
3 L-1 15 min	95.1	131.5 (!)	168.5	17.4μV
4 L-1 15 min	96.3	129.2 (!)	155.0	11.5μV

图 4-2　视神经炎 PVEP

患者,65 岁,该病例双眼 1° 和 15′P100 峰时均延迟,振幅正常

以下病例为非动脉炎性前部缺血性视神经病变(nonarteritic anterior ischaemic optic neuropathy, NAION),是缺血性视神经病变的一种类型。电生理主要改变为 PVEP(图 4-3)和 FVEP 的振幅均降低,少数患者有峰时延迟。

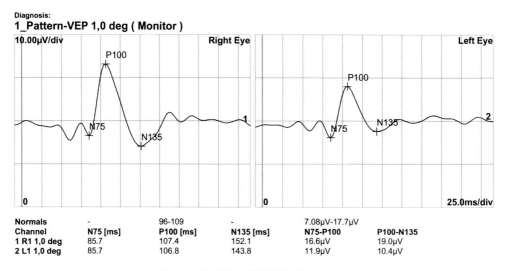

Diagnosis:
1_Pattern-VEP 1,0 deg (Monitor)

Normals	-	96-109	-	7.08μV-17.7μV	
Channel	N75 [ms]	P100 [ms]	N135 [ms]	N75-P100	P100-N135
1 R1 1,0 deg	85.7	107.4	152.1	16.6μV	19.0μV
2 L1 1,0 deg	85.7	106.8	143.8	11.9μV	10.4μV

图 4-3　前部缺血性视神经病变 PVEP

患者,64 岁,该病例 PVEP 可见左眼 1°P100 振幅与右眼相比中度降低,双眼 P100 峰时正常

第三节　早产儿视网膜病变

早产儿视网膜病变因婴幼儿无法配合视力检查,麻醉状态下行视觉电生理检查可对患儿进行视功能评估,因此视觉电生理检查对早产儿视网膜病变功能评价具有重要价值,ffERG 和 FVEP 检查可准确评估婴幼儿视网膜功能和视觉通路功能。

早产儿视网膜病变患儿可在全身麻醉或服用镇静剂的情况下进行 ffERG 检查,从而了解治疗前、后的视网膜功能。图 4-4 为一例 2 岁的早产儿视网膜病变患儿的 ffERG 结果。

Diagnosis:
Dark-adapted 0.01 ERG (GF)

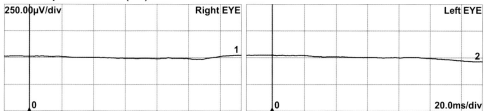

Normals	-		
Channel	b [ms]		b-wave
1 R-3	0.0		
2 L-4	0.0		

Dark-adapted 3.0 ERG (GF)

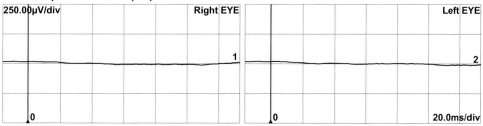

Normals	-	-			
Channel	a [ms]	b [ms]	a-wave	b-wave	b/a
1 C3	0.0	0.0			
2 C4	0.0	0.0			

Dark-adapted 10.0 ERG (GF)

Channel	a [ms]	b [ms]	a-wave	b-wave
1 C3	0.0	0.0		
2 C4	0.0	0.0		

Dark-adapted 3.0 Oscillatory Potential ERG (GF)

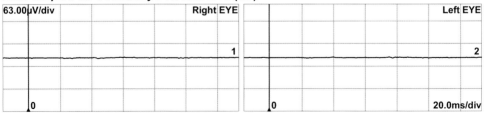

Normals	-		-		-		-					
Channel	P1 [ms]	N2 [ms]	P2 [ms]	N3 [ms]	P3 [ms]	N4 [ms]	P4 [ms]	OS1	OS2	OS3	OS4	TotalOS
1 C3	0.0	0.0	0.0	0.0	0.0	0.0	0.0					
2 C4	0.0	0.0	0.0	0.0	0.0	0.0	0.0					

Light-adapted 3.0 ERG (GF)

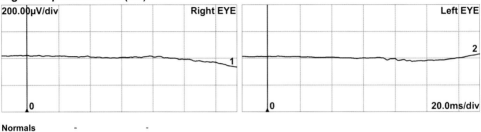

Normals	-		-			
Channel	a [ms]		b [ms]		a-wave	b-wave
1 C3	0.0		0.0			
2 C4	0.0		0.0			

Light-adapted 3.0 Flicker 30Hz ERG (GF)

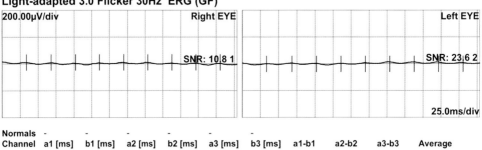

Normals	-		-		-		-				
Channel	a1 [ms]	b1 [ms]	a2 [ms]	b2 [ms]	a3 [ms]	b3 [ms]	a1-b1	a2-b2	a3-b3	Average	
1 C3	0.0	0.0	0.0	0.0	0.0	0.0					
2 C4	0.0	0.0	0.0	0.0	0.0	0.0					

图 4-4 早产儿视网膜病变 ffERG

患者,1岁10个月,该病例双眼暗适应0.01ERG反应、振荡电位和明适应30Hz闪烁光反应均未引出波形;暗适应3.0ERG反应,暗适应10.0ERG反应和明适应3.0ERG反应的a波和b波振幅均重度降低

第四节　遗传性视网膜病变

对遗传性视网膜病变进行遗传分型和病情预测监测,需检查 ffERG、PERG、EOG 及 mfERG。

对于遗传性视网膜病变,眼底形态表现和电生理功能检查结果不一定完全对应。某些内层视网膜病变的患者眼底表现有时可能是正常的,往往可以在形态学改变出现前通过视觉电生理检查发现功能异常,因此视觉电生理检查有助于确诊遗传性视网膜病变,或对疾病进行分型,通过遗传分型可以帮助患儿预测病情转归。当然,遗传分型最终确诊需要基因诊断来确定。图 4-5 为遗传性视网膜病变的分类。

一、Stargardt 病

Stargardt 病又称眼底黄色斑点症(fundus flavimaculatus),多为双眼对称性常染色体隐性遗传。病人多在青少年时期发病,中心视力快速丢失,多数 Stargardt 病与 1p21-p13 染色体 *ABCA4* 基因突变相关,眼底可表现为黄斑区黄色斑点并有黄斑萎缩区。本病视觉电生理检查异常主要表现为 PERG P50 及 N95 振幅降低(图 4-6),mfERG 可见黄斑中央区域振幅密度降低(图 4-7),而 ffERG 正常。

二、牛眼样黄斑病变

牛眼样黄斑病变(bull's eye maculopathy)通常指视锥细胞营养不良,实际还包含视锥视杆细胞营养不良和视杆视锥营养不良,均需要观察 ffERG,也可同时观察 PERG。ffERG 是确诊视锥细胞营养不良的依据,患者主要改变为明适应两项反应振幅降低,暗适应四项反应振幅正常。视锥视杆细胞营养不良、视杆视锥细胞营养不良的 ffERG 异常分别以明适应和暗适应振幅降低为主。眼底自发荧光表现为 RPE(retinal pigment epithelium,视网膜色素上皮)苍白环。图 4-8 为视锥细胞营养不良的 ffERG 结果。

三、卵黄样黄斑营养不良

卵黄样黄斑营养不良(Best vitelliform macular dystrophy,BVMD)又称 Best 病。本病为常染色体显性遗传,青少年发病,位于染色体 11q13 的 *VMD2* 基因发生突变时其编码的卵黄样黄斑病蛋白 Bestrophin-1 出现功能异常,引起本病。疾病早期可见黄色卵黄样黄斑病灶,与 RPE 水平的脂褐质堆积有关,视力早期可不受影响。视觉电生理常表现为 ffERG 正常,EOG 光峰降低,LP/DT(光峰暗谷比值)低于 1.5。图 4-9 为一例 Best 病的 EOG 结果,双眼 EOG 光峰暗谷比为 1.2,光峰和暗谷波均不明显。

四、先天性静止性夜盲

先天性静止性夜盲(congenital stationary night blindness,CSNB)表现为出生即有夜盲,中

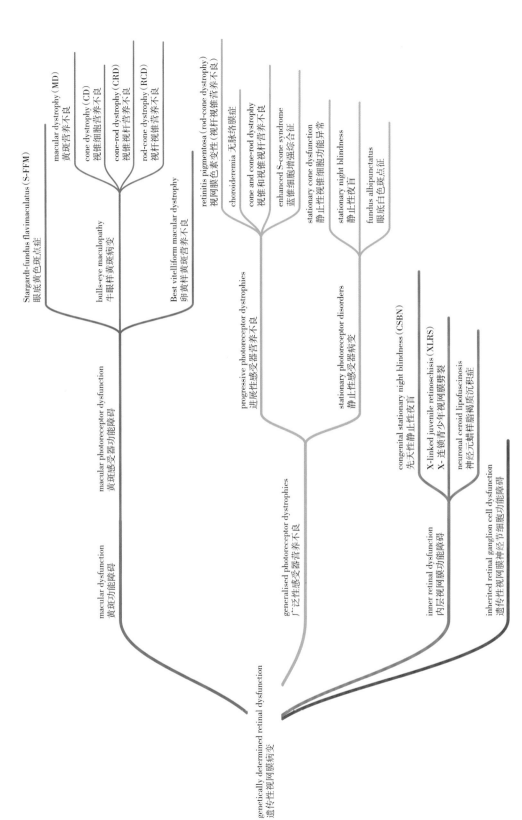

图 4-5 遗传性视网膜病变分类

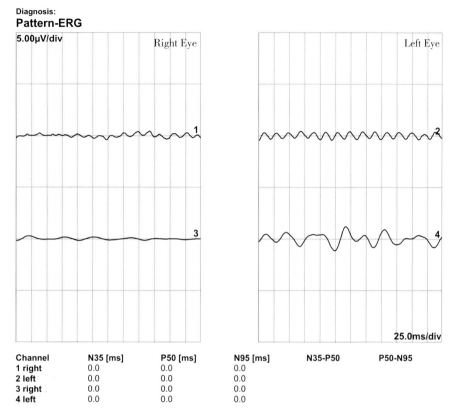

图 4-6　Stargardt 病 PERG

该病例双眼 PERG 未引出波形

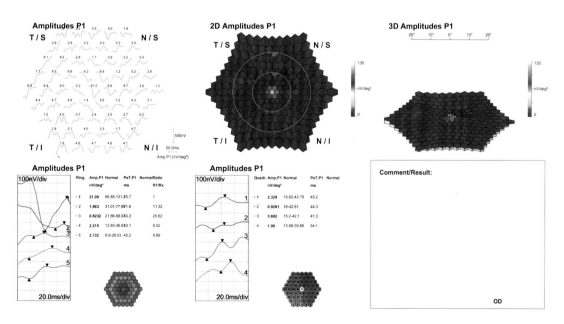

图 4-7　Stargardt 病 mfERG

该病例 mfERG 原始波形图可见黄斑中央区域波形不明显,2D 图中央无暖色调区域,3D 图中央尖峰消失,
环形图可见全部的 5 个环区域振幅密度均重度降低,象限图可见 4 个象限振幅密度均重度降低

Diagnosis:

Dark-adapted 0.01 ERG

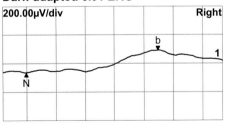

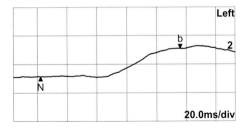

Normals	74-90	289μV-437μV
Channel	**b [ms]**	**b-wave**
1 right	90.1 (!)	156μV (!)
2 left	96.3 (!)	199μV (!)

Dark-adapted 3.0/10.0 ERG

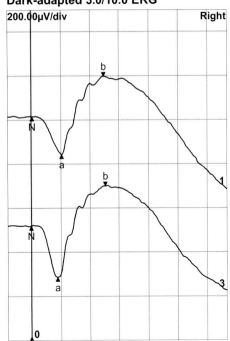

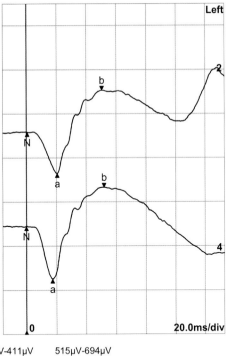

Normals	16-23	43-54	254μV-411μV	515μV-694μV
Channel	**a [ms]**	**b [ms]**	**a-wave**	**b-wave**
1 right	20.8	49.9	171μV (!)	354μV (!)
2 left	20.8	50.8	187μV (!)	378μV (!)
3 right	17.9	51.1	232μV (!)	414μV (!)
4 left	17.6	52.3	239μV (!)	416μV (!)

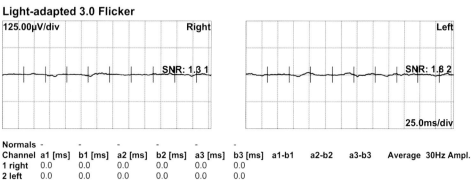

Dark-adapted 3.0 oscillatory pontentials

63.00μV/div　　　　　　　　　　　　　Right

Left

0　　　　　　　　　　　　　　　　20.0ms/div

Normals	-	-	21-26	-	-	-	-	91.0μV-170μV		210μV-320μV	
Channel	N1 [ms]	OP1 [ms]	N2 [ms]	OP2 [ms]	N3 [ms]	OP3 [ms]	N4 [ms]	OP4 [ms]	OS1	OS2	OS3	OS4	total
1 right	16.7	22.9	28.2	30.5 (!)	34.3	37.6	41.4	46.1	51.4μV	38.1μV (!)	23.6μV	14.8μV	128μV (!)
2 left	16.7	24.4	27.6	31.1 (!)	34.6	37.0	41.7	45.5	61.8μV	30.3μV (!)	23.9μV	12.2μV	128μV (!)

Light-adapted 3.0 ERG

125.00μV/div　　　　　　　　　　　　Right

Left

20.0ms/div

Normals	-		-			
Channel	a [ms]		b [ms]		a-wave	b-wave
1 right	0.0		0.0			
2 left	0.0		0.0			

Light-adapted 3.0 Flicker

125.00μV/div　　　　　　　　　　　　Right

Left

SNR: 1.3 1

SNR: 1.8 2

25.0ms/div

Normals	-	-	-	-	-	-				
Channel	a1 [ms]	b1 [ms]	a2 [ms]	b2 [ms]	a3 [ms]	b3 [ms]	a1-b1	a2-b2	a3-b3	Average 30Hz Ampl.
1 right	0.0	0.0	0.0	0.0	0.0	0.0				
2 left	0.0	0.0	0.0	0.0	0.0	0.0				

图 4-8　视锥细胞营养不良 ffERG

该病例暗适应四项反应的各波振幅均中度降低,明适应两项反应未引出波形

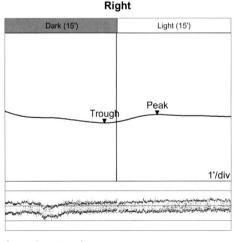

Controls:
Adaption times: 0 / 0, Saccade time: 1.5sec, View angle: 30deg
Amplifier: 0.05 - 30Hz, +-2.00mV

Diagnosis:

Exam. Result:

图 4-9　卵黄样黄斑营养不良 EOG

该病例明适应波峰和暗适应波谷均不明显,两者差距很小,光峰暗谷比接近于1,属重度降低

心视力缺失,可有眼震和斜视。常伴近视,故眼底可表现为正常或近视样眼底。

　　CSBN 的视觉电生理表现为负波型 ERG。可根据视觉电生理表现分为完全型和不完全型。完全型 CSNB 暗适应 0.01ERG 反应检测不到;暗适应 3.0 反应 a 波振幅正常,b 波振幅降低呈负波型;明适应 3.0ERG 反应和 30Hz 闪烁光反应基本正常或略有异常(图 4-10)。不完全型 CSNB 能够检测到暗适应 0.01ERG 反应,但低于正常;暗适应 3.0ERG 显著异常,有负波型表现,明适应 3.0ERG 反应和 30Hz 闪烁光反应基本正常或略有异常(图 4-11)。

五、青少年视网膜劈裂

　　青少年视网膜劈裂(X-linked juvenile retinoschisis,XLRS)多于青春期前发病,症状表现为视力降低。多数病例可出现眼底异常,早期眼科检查可见黄斑中心凹特征性辐轮样表现,后期可见非特异性黄斑萎缩,OCT 可见中央视网膜结晶样改变,50% 患者颞下眼底可见周边劈裂病变。

Diagnosis:

Dark-adapted 0.01 ERG (GF)

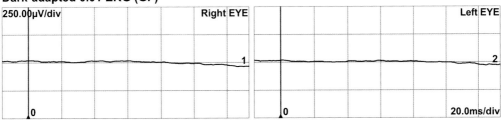

Normals	-	
Channel	b [ms]	b-wave
1 R-3	0.0	
2 L-4	0.0	

Dark-adapted 3.0 ERG (GF)

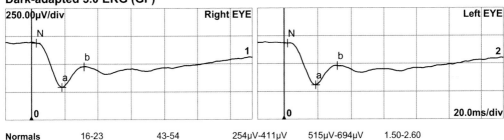

Normals	16-23	43-54	254μV-411μV	515μV-694μV	1.50-2.60
Channel	a [ms]	b [ms]	a-wave	b-wave	b/a
1 C3	18.5	32.0 (!)	396μV	184μV (!)	0.464 (!)
2 C4	19.1	32.0 (!)	375μV	171μV (!)	0.456 (!)

Dark-adapted 10.0 ERG (GF)

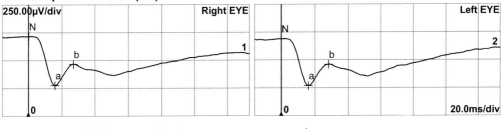

Channel	a [ms]	b [ms]	a-wave	b-wave
1 C3	16.1	27.3	438μV	189μV
2 C4	16.4	28.5	420μV	190μV

Dark-adapted 3.0 Oscillatory Potential ERG (GF)

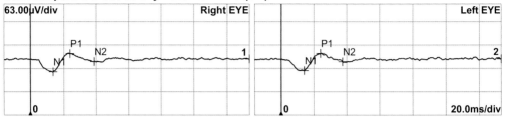

Normals -	-	21-26	-	-	-	-		91.0μV-170μV		210μV-320μV
Channel P1 [ms]	N2 [ms]	P2 [ms]	N3 [ms]	P3 [ms]	N4 [ms]	P4 [ms]	OS1	OS2	OS3	OS4	TotalOS
1 C3 24.1	39.0	133.9 (!)	133.9	133.9	133.9	133.9	48.8μV	6.84μV (!)	0.000V	0.000V	55.7μV (!)
2 C4 24.4	37.9	133.9 (!)	133.9	133.9	133.9	133.9	47.0μV	7.81μV (!)	0.000V	0.000V	54.9μV (!)

Light-adapted 3.0 ERG (GF)

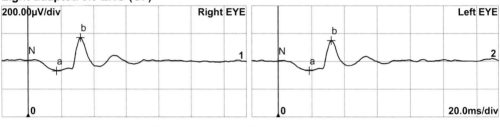

Normals		15-17	27-34	27.0μV-92.0μV	133μV-220μV
Channel		a [ms]	b [ms]	a-wave	b-wave
1 C3		17.3 (!)	32.0	75.7μV	240μV
2 C4		18.8 (!)	32.3	68.8μV	217μV

Light-adapted 3.0 Flicker 30Hz ERG (GF)

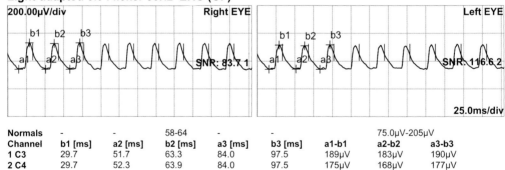

Normals	-	-	58-64	-	-		75.0μV-205μV	
Channel	b1 [ms]	a2 [ms]	b2 [ms]	a3 [ms]	b3 [ms]	a1-b1	a2-b2	a3-b3
1 C3	29.7	51.7	63.3	84.0	97.5	189μV	183μV	190μV
2 C4	29.7	52.3	63.9	84.0	97.5	175μV	168μV	177μV

图 4-10　完全型 CSNB ffERG

该病例暗适应 0.01 反应未引出波形,暗适应 3.0 反应中 a 波振幅正常,b 波振幅中度降低,b/a<1,呈负波型。明适应的两项反应波形正常

Diagnosis:

Dark-adapted 0.01 ERG (GF)

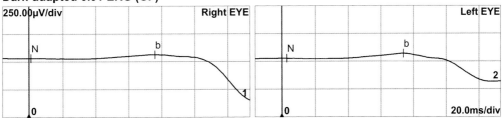

Normals	74-90	289μV-437μV
Channel	**b [ms]**	**b-wave**
1 R-1	76.3	33.4μV (!)
2 L-2	74.3	43.5μV (!)

Dark-adapted 3.0 ERG (GF)

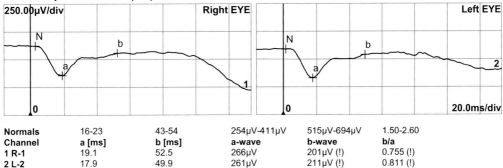

Normals	16-23	43-54	254μV-411μV	515μV-694μV	1.50-2.60
Channel	**a [ms]**	**b [ms]**	**a-wave**	**b-wave**	**b/a**
1 R-1	19.1	52.5	266μV	201μV (!)	0.755 (!)
2 L-2	17.9	49.9	261μV	211μV (!)	0.811 (!)

Dark-adapted 10.0 ERG (GF)

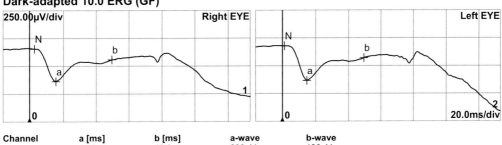

Channel	a [ms]	b [ms]	a-wave	b-wave
1 R-1	15.9	49.9	293μV	196μV
2 L-2	15.0	49.9	312μV	205μV

Dark-adapted 3.0 Oscillatory Potential ERG (GF)

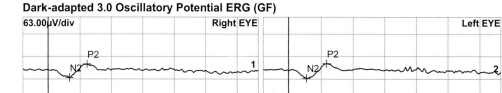

Normals	-	21-26	91.0μV-170μV
Channel	N2 [ms]	P2 [ms]	a-wave
1 R-1	13.5	25.0	37.8μV (!)
2 L-2	11.2	23.8	40.7μV (!)

Light-adapted 3.0 ERG (GF)

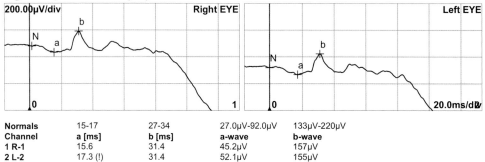

Normals	15-17	27-34	27.0μV-92.0μV	133μV-220μV
Channel	a [ms]	b [ms]	a-wave	b-wave
1 R-1	15.6	31.4	45.2μV	157μV
2 L-2	17.3 (!)	31.4	52.1μV	155μV

Light-adapted 3.0 Flicker 30Hz ERG (GF)

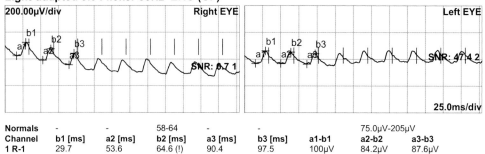

Normals	-	-	58-64	-	-		75.0μV-205μV	
Channel	b1 [ms]	a2 [ms]	b2 [ms]	a3 [ms]	b3 [ms]	a1-b1	a2-b2	a3-b3
1 R-1	29.7	53.6	64.6 (!)	90.4	97.5	100μV	84.2μV	87.6μV
2 L-2	29.7	51.0	64.6 (!)	86.5	98.2	95.7μV	85.9μV	77.3μV

图 4-11　不完全型 CSNB ffERG

该病例暗适应 0.01ERG 反应 b 波振幅重度降低,但波形明显;暗适应 3.0ERG 反应 a 波基本正常,b 波振幅中度降低,b/a<1,呈负波型;振荡电位分离不清;明适应两项反应振幅正常

视觉电生理检查可为某些青少年视网膜劈裂最终确诊提供依据,比如非特异性黄斑萎缩没有周边劈裂的病例,ffERG 检查中暗适应 0.01ERG 通常检测不到或显著降低,暗适应 3.0ERG 异常,会有典型负波型表现,明适应 3.0ERG 和 30Hz 闪烁光 ERG 通常振幅降低或峰时延迟(图 4-12)。

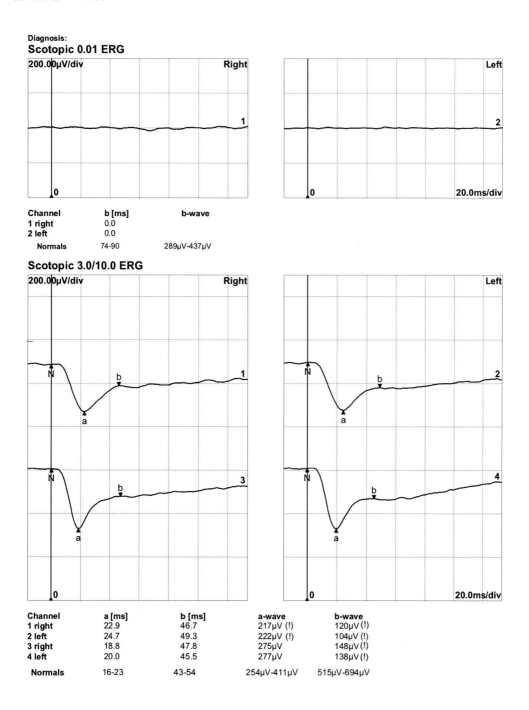

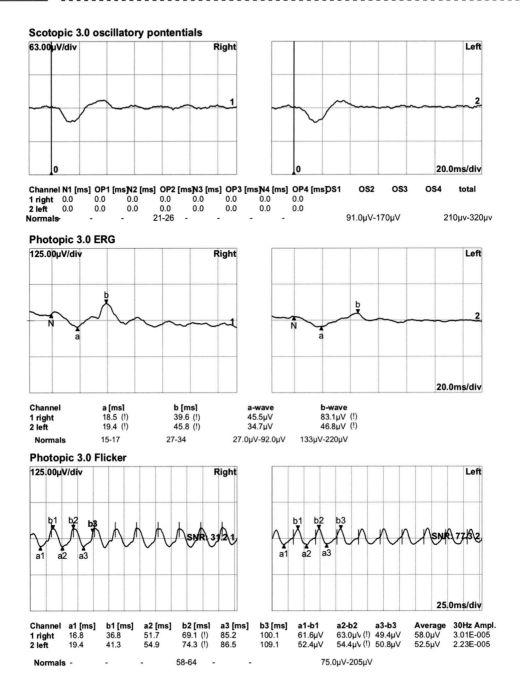

图 4-12　青少年视网膜劈裂 ffERG

该病例 ffERG 暗适应 0.01 反应为引出波形,暗适应 3.0 反应 a 波振幅轻度降低,b 波振幅中度降低, b/a 波振幅比值降低,<1,呈负波型,暗适应 10.0 反应 a 波正常,b 波振幅重度降低,暗适应 3.0 振荡电位分离不清,明适应 3.0 反应 a 波正常,b 波振幅中度降低,明适应 30Hz 闪烁光反应 P2 波 (图中标记为 b2)振幅轻度降低

六、视网膜色素变性

视网膜色素变性（retinitis pigmentosa，RP）表现为性连锁隐性遗传、常染色体隐性、常染色体显性遗传、双基因遗传及线粒体遗传等，另约 1/3 从家族史无法确定遗传方式。早期眼底可正常，随着病情发展可见视网膜广泛色素沉着。典型症状包括夜盲和视野缩小，中心视力可能不受影响或比周边改变慢。

视觉电生理改变为进展性感受器功能障碍，其中视杆细胞系统损害更大，视网膜色素变性的视觉电生理表现为 ffERG 暗适应 0.01 反应 b 波振幅降低；暗适应 3.0 反应 a 波振幅降低，b 波振幅降低；明适应 3.0 反应影响不大；明适应 30Hz 反应峰时延迟，振幅降低，病程晚期 ffERG 各项异常更加显著。X- 连锁遗传 RP（XLRP）早期可见 ffERG 振幅重度降低或检测不到，常染色体显性遗传 RP（ADRP）进展较慢。典型 ffERG 结果见图 4-13。PERG 可评估 RP

Dark-adapted 0.01 ERG

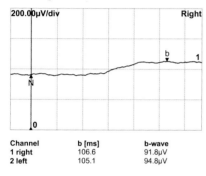
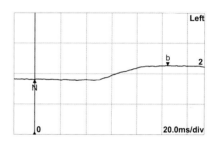

Channel	b [ms]	b-wave
1 right	106.6	91.8μV
2 left	105.1	94.8μV

Dark-adapted 3.0/10.0 ERG

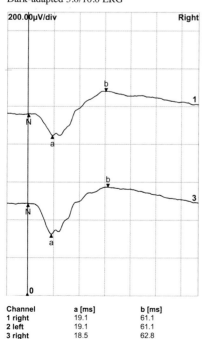
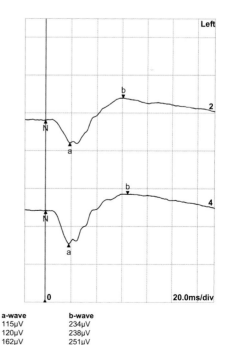

Channel	a [ms]	b [ms]	a-wave	b-wave
1 right	19.1	61.1	115μV	234μV
2 left	19.1	61.1	120μV	238μV
3 right	18.5	62.8	162μV	251μV
4 left	18.5	64.9	176μV	262μV

Dark-adapted oscillatory potentials

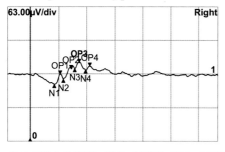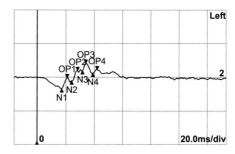

Channel	N1 [ms]	OP1 [ms]	N2 [ms]	OP2 [ms]	N3 [ms]	OP3 [ms]	N4 [ms]	OP4 [ms]	OS1	OS2	OS3	OS4	total
1 right	17.0	21.1	23.5	29.1	31.7	34.9	39.6	42.6	18.7μV	19.7μV	11.0μV	6.84μV	56.3μV
2 left	17.3	21.1	24.4	28.5	32.0	34.3	39.3	42.3	20.3μV	19.2μV	13.9μV	6.05μV	59.5μV

Light-adapted 3.0 ERG

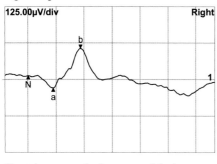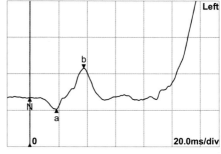

Channel	a [ms]	b [ms]	a-wave	b-wave
1 right	18.2	37.9	42.6μV	136μV
2 left	18.5	37.9	38.9μV	141μV

Light-adapted 30 Hz flicker ERG

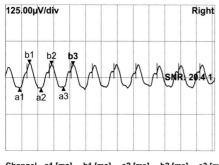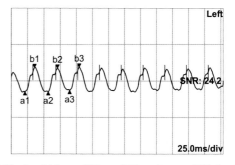

Channel	a1 [ms]	b1 [ms]	a2 [ms]	b2 [ms]	a3 [ms]	b3 [ms]	a1-b1	a2-b2	a3-b3	Average	30Hz Ampl.
1 right	22.6	38.1	56.2	72.3	91.1	105.9	84.0μV	81.9μV	76.1μV	80.7μV	3.65E-005
2 left	22.0	36.8	57.5	71.7	90.4	105.3	81.5μV	79.8μV	79.2μV	80.2μV	3.8E-005

图 4-13   视网膜色素变性 ffERG

该病例暗适应各项反应振幅均呈中重度降低,明适应两项反应振幅正常

中央视网膜累及情况,有些患者 ffERG 检测不到(图 4-14),但 PERG P50(图 4-15)和 mfERG 中央区域(图 4-16)可能是正常的。随着病情进展累及黄斑后,PERG 和 mfERG 均呈重度降低或无波形表现。

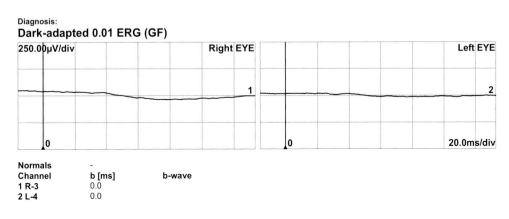

Diagnosis:
Dark-adapted 0.01 ERG (GF)

Normals	-		
Channel	b [ms]		b-wave
1 R-3	0.0		
2 L-4	0.0		

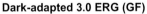

Dark-adapted 3.0 ERG (GF)

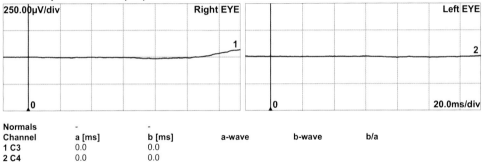

Normals	-	-			
Channel	a [ms]	b [ms]	a-wave	b-wave	b/a
1 C3	0.0	0.0			
2 C4	0.0	0.0			

Dark-adapted 10.0 ERG (GF)

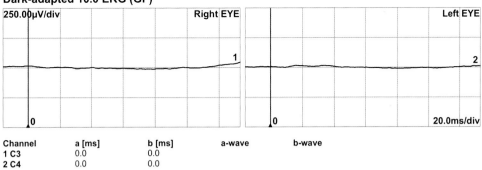

Channel	a [ms]	b [ms]	a-wave	b-wave
1 C3	0.0	0.0		
2 C4	0.0	0.0		

Dark-adapted 3.0 Oscillatory Potential ERG (GF)

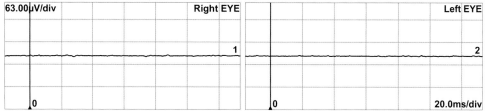

Normals	-	-	-	-	-	-	-				
Channel	P1 [ms]	N2 [ms]	P2 [ms]	N3 [ms]	P3 [ms]	N4 [ms]	P4 [ms]	OS1	OS2	OS3	OS4	TotalOS
1 C3	0.0	0.0	0.0	0.0	0.0	0.0	0.0				
2 C4	0.0	0.0	0.0	0.0	0.0	0.0	0.0				

Light-adapted 3.0 ERG (GF)

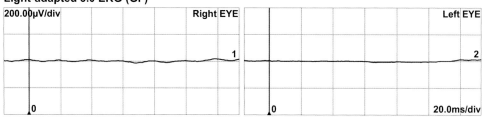

Normals	-	-		
Channel	a [ms]	b [ms]	a-wave	b-wave
1 C3	0.0	0.0		
2 C4	0.0	0.0		

Light-adapted 3.0 Flicker 30Hz ERG (GF)

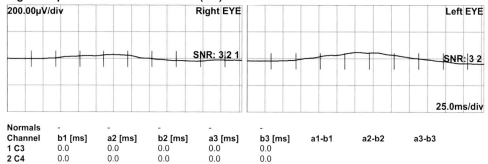

Normals	-	-	-	-			
Channel	b1 [ms]	a2 [ms]	b2 [ms]	a3 [ms]	b3 [ms]	a1-b1	a2-b2	a3-b3
1 C3	0.0	0.0	0.0	0.0	0.0			
2 C4	0.0	0.0	0.0	0.0	0.0			

图 4-14　视网膜色素变性 ffERG

该病例各项反应均未引出波形

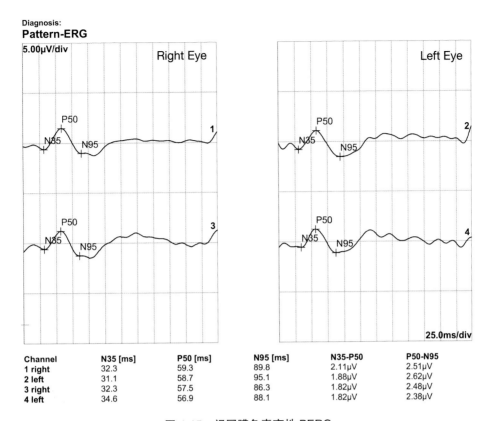

图 4-15 视网膜色素变性 PERG

该病例双眼 PERG P50 均轻度降低,N95 中度降低

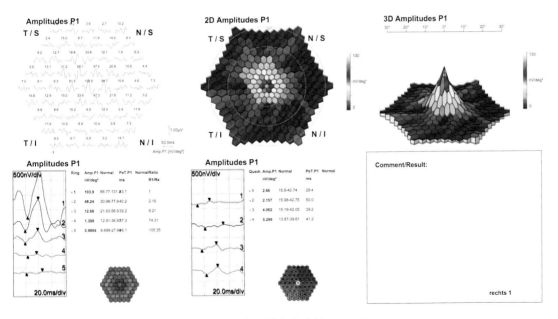

图 4-16 视网膜色素变性 mfERG

该病例黄斑中央区域波形基本正常,2D 图呈暖色调,3D 图中央尖峰正常,环形图中央 1 环振幅密度正常,
第 2 环振幅密度轻度降低,3~4 环振幅密度重度降低,象限图 4 象限振幅密度均重度降低

七、隐匿性黄斑营养不良

隐匿性黄斑营养不良(occult macular dystrophy, OMD)表现为双眼中心视力低下,眼底形态检查正常。视野可有中心暗点。OCT 可见黄斑区变薄。视觉电生理检查特征性改变为mfERG 黄斑中心凹及中心凹旁振幅密度降低(图 4-17)。ffERG 和 EOG 多正常。15′PVEP振幅可降低。

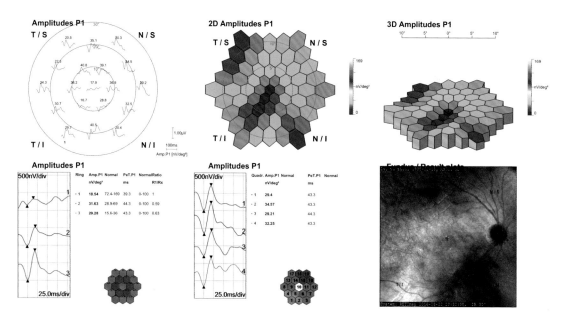

图 4-17　隐匿性黄斑营养不良 mfERG

该病例 mfERG 原始图显示黄斑中心凹区域振幅密度重度降低,旁中心凹区域振幅密度基本正常,3D 图尖峰消失,激光眼底像无形态异常

第五节　获得性视网膜病变

获得性视网膜病变是指所有非遗传性眼底病变,包含视网膜血管障碍有关病变、黄斑裂孔和年龄相关性黄斑变性等后天性眼底病变,前述各种疾病治疗前后的功能定量评估和治疗指导,需进行 ffERG 和 mfERG 检查。

一、糖尿病性视网膜病变

糖尿病性视网膜病变(diabetic retinopathy, DR)眼底早期可见微血管瘤、出血点、渗出、棉絮斑,中晚期可见微血管改变、新生血管和玻璃体出血等。特征性电生理改变是 ffERG 暗适应各项反应 b 波振幅、峰时均出现异常,且异常程度与病变严重程度相关。振荡电位振幅异常是重度 NPDR 的指征之一,可指导治疗。ffERG 波形见图 4-18。

Diagnosis:

Dark-adapted 0.01 ERG (GF)

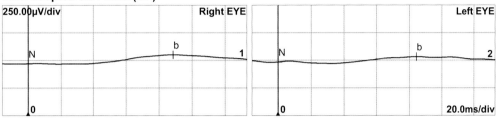

Normals	74-90	289µV-437µV
Channel	b [ms]	b-wave
1 R-3	88.9	82.7µV (!)
2 L-4	84.8	51.3µV (!)

Dark-adapted 3.0 ERG (GF)

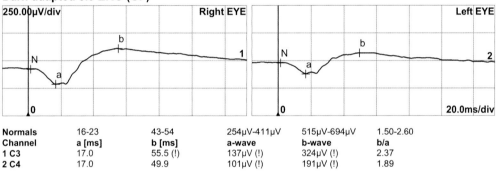

Normals	16-23	43-54	254µV-411µV	515µV-694µV	1.50-2.60
Channel	a [ms]	b [ms]	a-wave	b-wave	b/a
1 C3	17.0	55.5 (!)	137µV (!)	324µV (!)	2.37
2 C4	17.0	49.9	101µV (!)	191µV (!)	1.89

Dark-adapted 10.0 ERG (GF)

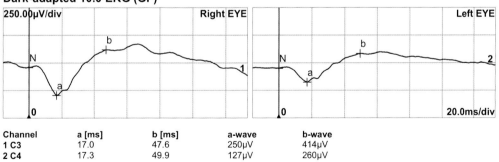

Channel	a [ms]	b [ms]	a-wave	b-wave
1 C3	17.0	47.6	250µV	414µV
2 C4	17.3	49.9	127µV	260µV

Dark-adapted 3.0 Oscillatory Potential ERG (GF)

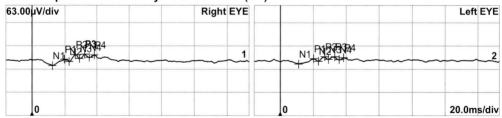

Normals -			21-26						91.0μV-170μV			210μV-320μV
Channel P1 [ms]	N2 [ms]	P2 [ms]	N3 [ms]	P3 [ms]	N4 [ms]	P4 [ms]	OS1	OS2	OS3	OS4	TotalOS	
1 C3 20.0	22.9	26.7 (!)	29.4	32.6	35.5	38.7	17.1μV	19.2μV (!)	11.6μV	6.67μV	54.5μV (!)	
2 C4 20.5	23.5	27.3 (!)	29.6	33.5	36.1	38.7	14.5μV	12.5μV (!)	7.00μV	5.05μV	39.1μV (!)	

Light-adapted 3.0 ERG (GF)

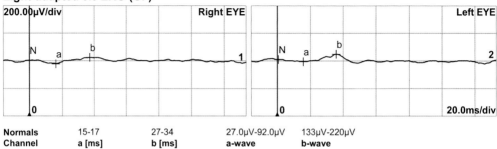

Normals	15-17	27-34	27.0μV-92.0μV	133μV-220μV
Channel	a [ms]	b [ms]	a-wave	b-wave
1 C3	16.4	37.6 (!)	25.9μV (!)	46.9μV (!)
2 C4	15.9	36.1 (!)	16.1μV (!)	55.0μV (!)

Light-adapted 3.0 Flicker 30Hz ERG (GF)

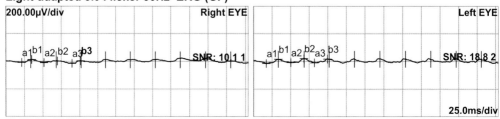

Normals	-	-	58-64	-	-		75.0μV-205μV	
Channel	b1 [ms]	a2 [ms]	b2 [ms]	a3 [ms]	b3 [ms]	a1-b1	a2-b2	a3-b3
1 C3	35.5	52.3	70.4 (!)	90.4	102.0	20.6μV	11.9μV (!)	19.5μV
2 C4	34.2	51.0	68.5 (!)	82.7	100.7	31.2μV	29.7μV (!)	27.7μV

图 4-18　糖尿病性视网膜病变 ffERG

该病例暗适应和明适应 ERG 6 项反应中各波振幅均中重度降低,其中振荡电位四个波振幅呈重度降低

二、视网膜中央动脉阻塞

视网膜中央动脉阻塞眼底可见血管变细、视网膜苍白等视网膜动脉及黄斑区缺血样改变。ffERG 常表现为暗适应 3.0 反应 b 波振幅降低，呈负波型；振荡电位消失或振幅降低（图 4-19）。mfERG 可协助本病的确诊和预后判断，可见病变区域振幅密度降低（图 4-20）。

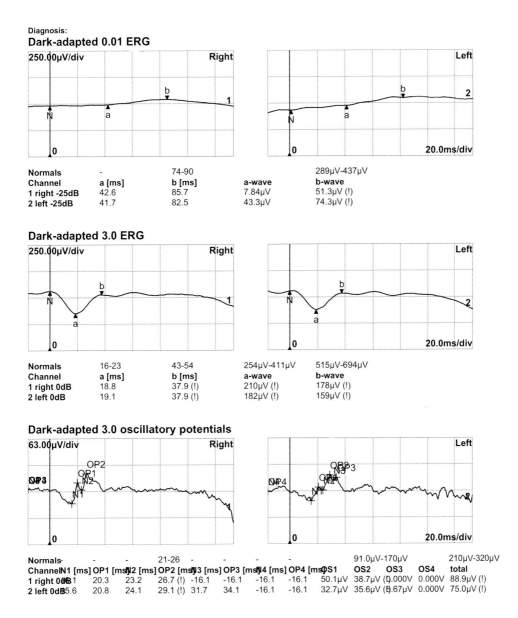

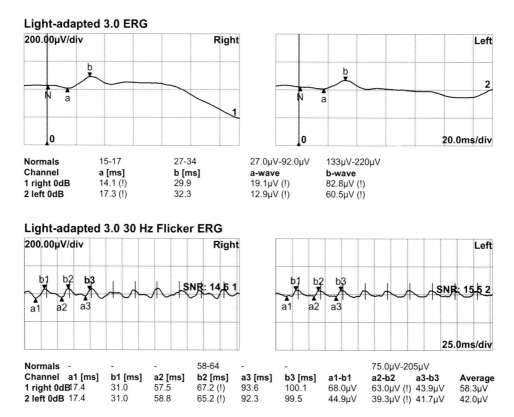

图 4-19 视网膜中央动脉阻塞 ffERG

该病例暗适应 0.01ERG 反应 b 波振幅重度降低;暗适应 3.0 反应 a 波振幅轻度降低,b 波振幅中重度降低,呈负波型;振荡电位分离不清,波数量仅 2 个,P2 波振幅中度降低;明适应反应振幅中度降低

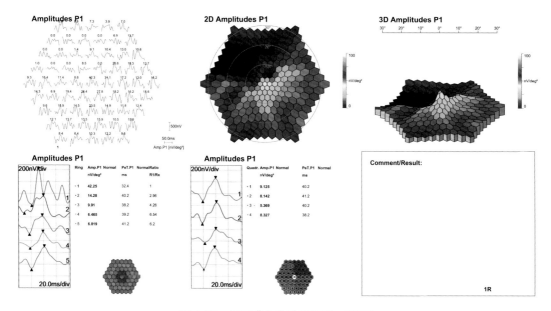

图 4-20 视网膜中央动脉阻塞 mfERG

该病例为患者右眼,原始波形图可见颞上区域波形不明显,2D、3D 图可见颞上方呈深度冷色调,3D 图中央尖峰重度降低,象限图可见颞上象限振幅密度重度降低,其余三个象限振幅密度中度降低

三、视网膜中央静脉阻塞

视网膜中央静脉阻塞眼底可见静脉迂曲扩张和点状或火焰状出血等,电生理结果主要观察 ffERG,其主要改变包括暗适应 3.0 反应 b 波振幅降低,呈负波型。ERG 是确定发生新生血管危险性大小的敏感指标,较荧光素眼底血管造影(fundus fluorescein angiography,FFA)能更好地定量评价整个视网膜功能,在视网膜仍有较好灌注时可判断是否存在缺血。ffERG 和 mfERG 表现与视网膜中央动脉阻塞类似。

四、黄斑裂孔

mfERG 可用于黄斑裂孔手术前后视网膜功能的定量评估,黄斑裂孔的 mfERG 结果可见图 4-21。

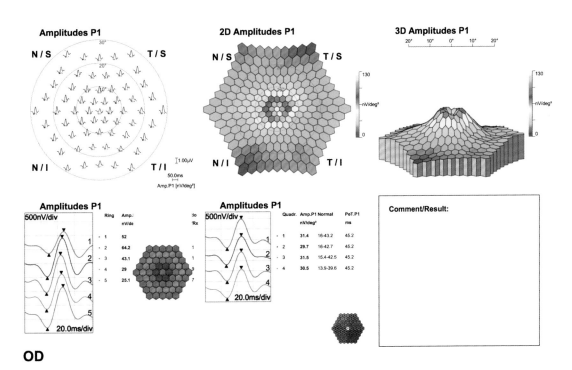

图 4-21　黄斑裂孔 mfERG

该病例环形图中央第 1 环即黄斑中心凹区域振幅密度中度降低,其余周边区域振幅正常,3D 图尖峰降低

五、年龄相关性黄斑变性

年龄相关性黄斑变性(age-related macular degeneration,AMD)分为干性和湿性,干性AMD眼底可见玻璃膜疣,RPE萎缩导致的色素脱失或地图样萎缩等;湿性AMD除干性AMD表现外,还可见新生血管膜,出血改变等。mfERG可用于年龄相关性黄斑变性药物治疗前后视网膜功能的定量评估,年龄相关性黄斑变性的mfERG改变与干性或湿性关系不大,mfERG异常程度和病情进展有关,见图4-22。

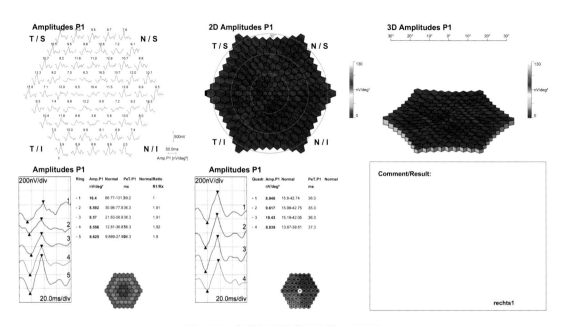

图 4-22   年龄相关性黄斑变性 mfERG

该病例原始波形中央区域基本无波形,周边区域波形尚可,2D和3D图整体呈冷色调,3D尖峰消失,环形图第1~4环区域振幅密度均重度降低,第5环振幅密度中度降低

六、急性区域性隐匿性外层视网膜病变

急性区域性隐匿性外层视网膜病变(acute zonal occult outer retinopathy,AZOOR)临床上常表现为单眼或双眼突然出现视野缺损,伴有闪光感,早期无眼底异常,晚期可见视网膜色素萎缩性改变。FFA可无异常,视野生理盲点扩大或颞侧周边视野缺损,OCT可见RPE高反射条带异常。mfERG可出现与视野缺损区域对应区域的振幅密度降低(图4-23),ffERG和PVEP也可异常。

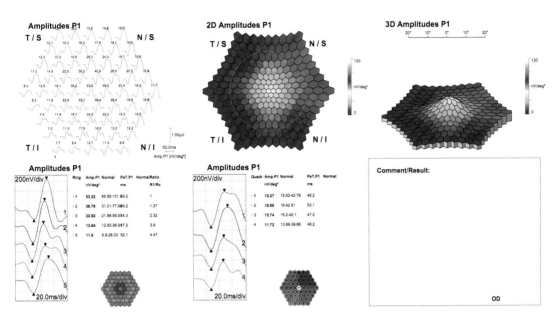

图 4-23 急性区域性隐匿性外层视网膜病变 mfERG 病例(右眼)

该病例 2D 和 3D 图均显示颞侧区域呈冷色调加深,原始波形图、2D 图、3D 图和象限图都显示颞侧区域振幅密度轻度降低

第六节 中毒性视网膜病变

对于罹患全身性疾病而长期服用具有视网膜毒性药物的患者,视觉电生理检查可用于药物毒性监测。具有视网膜毒性的药物包括用于治疗疟疾的氯喹,治疗类风湿关节炎的羟氯喹,治疗精神病的吩噻嗪类,治疗癫痫的氨己烯酸。另外铜、铅、铁等也可造成视网膜毒性。ffERG 和 mfERG 为中毒性视网膜病变的常用检查。

羟氯喹中毒性视网膜病变 ffERG 表现为暗适应 3.0ERG 反应 b 波振幅降低,呈负波型,其余各波随着病情进展也可异常(图 4-24)。mfERG 也可见旁中心凹振幅下降(图 4-25)。EOG 可有异常。视觉电生理改变可早于眼底形态改变。

Diagnosis:

Dark-adapted 0.01 ERG (GF)

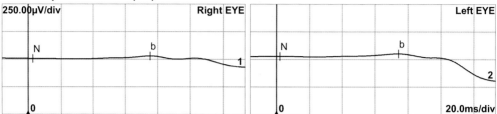

Normals	74-90	289µV-437µV
Channel	**b [ms]**	**b-wave**
1 R-3	75.7	23.6µV (!)
2 L-4	74.9	24.8µV (!)

Dark-adapted 3.0 ERG (GF)

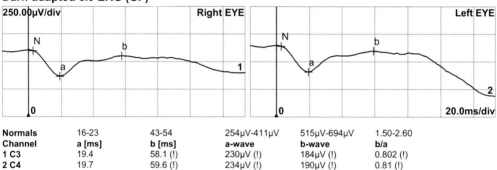

Normals	16-23	43-54	254µV-411µV	515µV-694µV	1.50-2.60
Channel	**a [ms]**	**b [ms]**	**a-wave**	**b-wave**	**b/a**
1 C3	19.4	58.1 (!)	230µV (!)	184µV (!)	0.802 (!)
2 C4	19.7	59.6 (!)	234µV (!)	190µV (!)	0.81 (!)

Dark-adapted 10.0 ERG (GF)

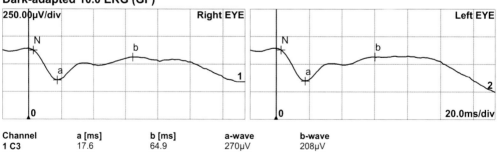

Channel	a [ms]	b [ms]	a-wave	b-wave
1 C3	17.6	64.9	270µV	208µV
2 C4	17.6	60.5	281µV	218µV

Dark-adapted 3.0 Oscillatory Potential ERG (GF)

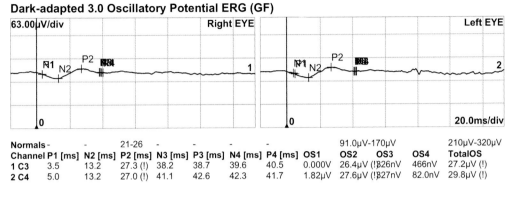

Normals	-	-	21-26	-	-	-	-		91.0μV-170μV			210μV-320μV
Channel	P1 [ms]	N2 [ms]	P2 [ms]	N3 [ms]	P3 [ms]	N4 [ms]	P4 [ms]	OS1	OS2	OS3	OS4	TotalOS
1 C3	3.5	13.2	27.3 (!)	38.2	38.7	39.6	40.5	0.000V	26.4μV (!)	326nV	466nV	27.2μV (!)
2 C4	5.0	13.2	27.0 (!)	41.1	42.6	42.3	41.7	1.82μV	27.6μV (!)	327nV	82.0nV	29.8μV (!)

Light-adapted 3.0 ERG (GF)

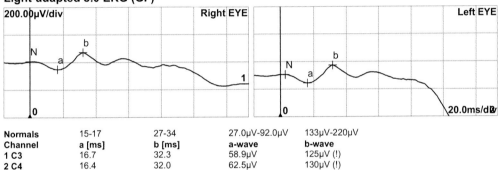

Normals	15-17	27-34	27.0μV-92.0μV	133μV-220μV
Channel	a [ms]	b [ms]	a-wave	b-wave
1 C3	16.7	32.3	58.9μV	125μV (!)
2 C4	16.4	32.0	62.5μV	130μV (!)

Light-adapted 3.0 Flicker 30Hz ERG (GF)

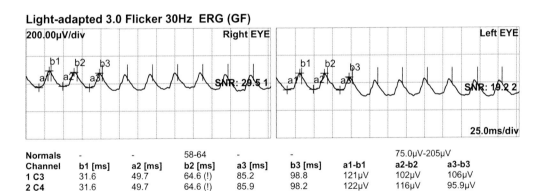

Normals	-	-	58-64	-	-		75.0μV-205μV	
Channel	b1 [ms]	a2 [ms]	b2 [ms]	a3 [ms]	b3 [ms]	a1-b1	a2-b2	a3-b3
1 C3	31.6	49.7	64.6 (!)	85.2	98.8	121μV	102μV	106μV
2 C4	31.6	49.7	64.6 (!)	85.9	98.2	122μV	116μV	95.9μV

图4-24 羟氯喹中毒性视网膜病变 ffERG

该病例暗适应 0.01ERG 反应振幅重度降低,暗适应 3.0ERG 反应 a 波振幅轻度降低,b 波振幅中重度降低,b/a<1,呈负波型,振荡电位分离不清,振幅重度下降,明适应 3.0 反应振幅轻度降低,明适应 30Hz 反应振幅正常

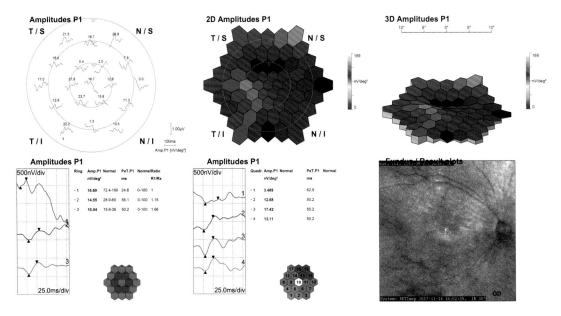

图 4-25   羟氯喹中毒性视网膜病变 mfERG

该病例 3D 图尖峰降低,环形图 1 环振幅密度重度降低,2 环重度降低,3 环轻度降低

第七节   屈光间质混浊

对白内障或玻璃体混浊等屈光间质混浊患者进行手术前视网膜功能评估和术后视力预测时,可进行 ffERG 和 FVEP 检查。

白内障术前需检查暗适应 3.0ERG 和暗适应 10.0ERG 反应,比较振幅是否在正常范围内以及随刺激强度增加振幅增加的幅度,用于判断视网膜功能,预测术后视功能情况。暗适应 3.0ERG 和暗适应 10.0ERG 反应 b 波振幅基本正常(>400μV)或轻中度降低,但暗适应 10.0ERG b 波振幅比暗适应 3.0ERG b 波振幅高 15% 以上时,提示视网膜功能正常,b 波振幅如有降低为白内障引起;暗适应 3.0ERG 和暗适应 10.0ERG 反应 b 波振幅中重度降低,且暗适应 10.0ERG b 波振幅比暗适应 3.0ERG b 波振幅增加 15% 以内时,提示视网膜功能异常,b 波振幅降低为视网膜病变引起(图 4-26,图 4-27)。

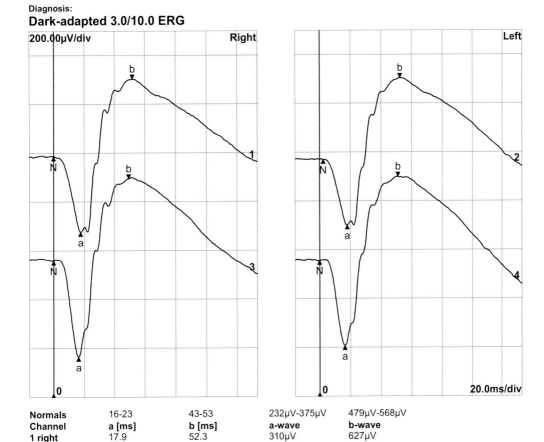

Normals	16-23	43-53	232μV-375μV	479μV-568μV
Channel	a [ms]	b [ms]	a-wave	b-wave
1 right	17.9	52.3	310μV	627μV
2 left	18.2	52.5	269μV	604μV
3 right	16.4	49.9	395μV	732μV
4 left	16.7	51.4	350μV	693μV

图 4-26　白内障术前 ffERG 病例 1

该病例双眼暗适应 3.0ERG 反应 a 波和 b 波振幅均比正常值略低，其中右眼轻度降低，左眼中度降低；双眼 10.0ERG 反应振幅比 3.0ERG 反应振幅均超出 15%。提示双眼视网膜功能均较好

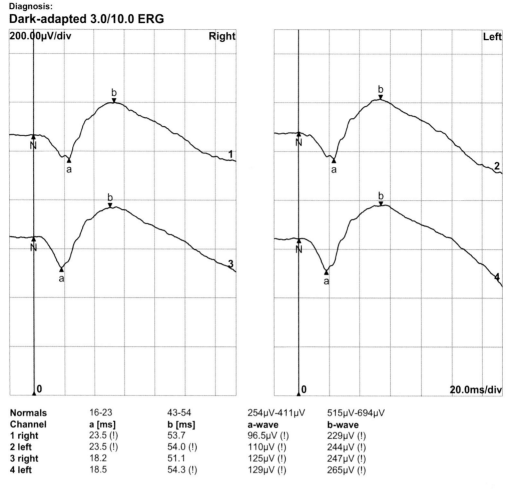

Diagnosis:
Dark-adapted 3.0/10.0 ERG

Normals	16-23	43-54	254μV-411μV	515μV-694μV
Channel	a [ms]	b [ms]	a-wave	b-wave
1 right	23.5 (!)	53.7	96.5μV (!)	229μV (!)
2 left	23.5 (!)	54.0 (!)	110μV (!)	244μV (!)
3 right	18.2	51.1	125μV (!)	247μV (!)
4 left	18.5	54.3 (!)	129μV (!)	265μV (!)

图 4-27　白内障术前 ffERG 病例 2

该病例双眼暗适应 3.0ERG 和 10.0ERG 反应 a 波和 b 波振幅均中度降低,双眼 10.0ERG 反应振幅比 3.0ERG 反应振幅均小于 10%。提示双眼视网膜功能均较差

第八节　青　光　眼

青光眼早期累及视网膜神经节细胞,而青光眼早期神经节细胞形态学改变较难发现,标准静态视野缺损也只能在神经节细胞有 25%~35% 丢失时方可检测到。视网膜对图形的反应即 PERG 可以评估早期神经节细胞功能改变。因此,早期青光眼或高危险性高眼压症患者,可通过瞬态和稳态 PERG 进行早期筛查。瞬态 PERG 是指刺激频率小于 6rps(reversals per second 每秒翻转次数)(即 3Hz)的 PERG,6rps 以下刺激频率可产生 N35,P50 和 N95 典型 PERG 波形,国际标准瞬态 PERG 刺激频率是 4rps(即 2Hz),稳态 PERG 是指刺激频率大于 10rps(即 5Hz)的 PERG,推荐刺激频率为 16rps(8Hz) ± 20%,其波形为正弦波,变异较小,波形稳定。

青光眼静态视野检查需要患者配合,是主观功能检查;mfVEP 理论上可以进行客观视野

检查,不需要患者主观配合,但目前 mfVEP 变异很大,仅用于科研,不能用于临床常规检查,本节不列举相关病例。

一、青光眼稳态 PERG

Bach 对 64 名患者 120 只眼经过 10.3 年的随访研究得出,将稳态 PERG 16° 和 0.8°(48′)这两个快速刺激频率(15rps)下不同空间频率的稳态 PERG 振幅进行比较,早期 POAG 0.8° 稳态 PERG 振幅降低,16° 稳态 PERG 振幅正常,PERG(0.8°/16°)比值低于 0.8。早期 POAG 稳态 PERG 结果见图 4-28。

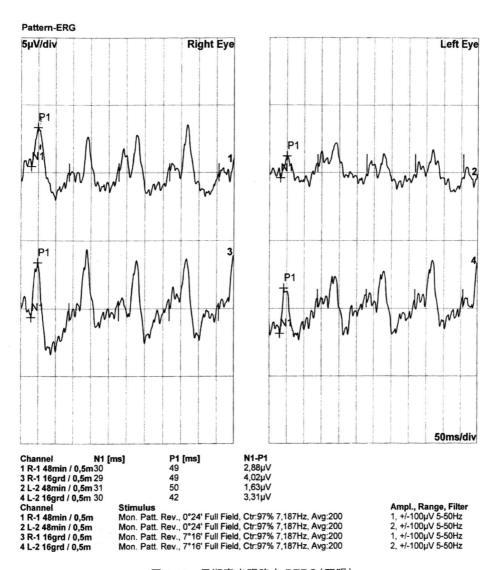

Channel	N1 [ms]	P1 [ms]	N1-P1
1 R-1 48min / 0,5m	30	49	2,88μV
3 R-1 16grd / 0,5m	29	49	4,02μV
2 L-2 48min / 0,5m	31	50	1,63μV
4 L-2 16grd / 0,5m	30	42	3,31μV

Channel	Stimulus	Ampl., Range, Filter
1 R-1 48min / 0,5m	Mon. Patt. Rev., 0°24' Full Field, Ctr:97% 7,187Hz, Avg:200	1, +/-100μV 5-50Hz
2 L-2 48min / 0,5m	Mon. Patt. Rev., 0°24' Full Field, Ctr:97% 7,187Hz, Avg:200	2, +/-100μV 5-50Hz
3 R-1 16grd / 0,5m	Mon. Patt. Rev., 7°16' Full Field, Ctr:97% 7,187Hz, Avg:200	1, +/-100μV 5-50Hz
4 L-2 16grd / 0,5m	Mon. Patt. Rev., 7°16' Full Field, Ctr:97% 7,187Hz, Avg:200	2, +/-100μV 5-50Hz

图 4-28 早期青光眼稳态 PERG(双眼)

该病例右眼稳态 PERG 0.8° 振幅为 2.88μV,16° 振幅为 4.02μV;左眼 0.8° 振幅为 1.64μV,16° 振幅为 3.31μV,即双眼高空间频率(0.8°)稳态 PERG 振幅与低空间频率(16°)振幅相比中度降低,右眼 PERG(0.8°/16°)比值为 0.71,左眼为 0.50,提示视神经节细胞功能有损害

二、青光眼瞬态 PERG

POAG 早期瞬态 PERG N95 振幅降低,P50 正常(图 4-29)。

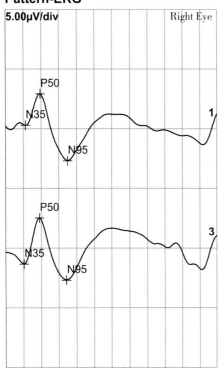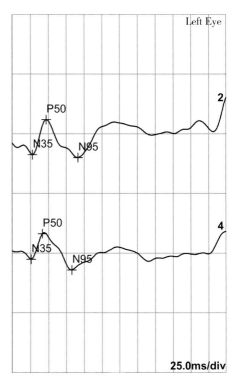

Channel	N35 [ms]	P50 [ms]	N95 [ms]	N35-P50	P50-N95
1 right	28.8	49.3	88.1	2.64µV	5.60µV
2 left	28.2	47.6	92.2	2.94µV	3.19µV
3 right	26.4	48.1	86.3	3.87µV	5.20µV
4 left	26.4	42.3	83.4	2.15µV	3.05µV

图 4-29 早期青光眼 PERG(左眼)

该病例右眼 PERG P50、N95 均正常;左眼 PERG P50 基本正常,N95 振幅中度降低

第九节　弱　视

弱视患者可通过 PERG 和 PVEP 判断是否有视网膜病变,是否有其他造成视力降低的原因。弱视的 PVEP 结果表现为 P100 振幅降低,峰时延迟(图 4-30)。

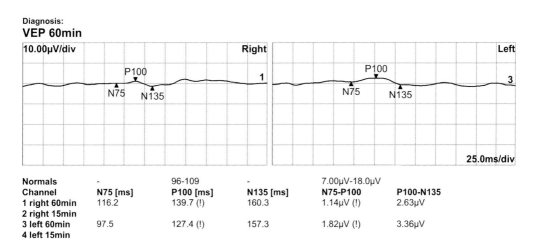

Normals	-	96-109	-	7.00μV-18.0μV	
Channel	N75 [ms]	P100 [ms]	N135 [ms]	N75-P100	P100-N135
1 right 60min	116.2	139.7 (!)	160.3	1.14μV (!)	2.63μV
2 right 15min					
3 left 60min	97.5	127.4 (!)	157.3	1.82μV (!)	3.36μV
4 left 15min					

图 4-30　弱视 PVEP

该病例双眼 PVEP P100 振幅重度降低,峰时延迟

第十节　司　法　鉴　定

由于视觉电生理检查具有客观性,因此常用于司法鉴定时对视功能的判断。通常选择 PVEP,Sweep VEP(详见第六章)或 FVEP 检查。需根据不同目的选择不同的检查方法。

1. 了解患者视功能概况,检查 PVEP:①如 1°PVEP 有波形,振幅中度至重度降低,表明视力略高于 0.1;②如 1° 正常,15′ 有波形,振幅降低,表明视力大约在 0.3 左右,接近 0.3;③如 1° 和 15′ 均正常,表明视力在 0.3 以上。

2. 如 PVEP 无波形引出,可检查 FVEP:①如 FVEP 有波形,振幅正常或中度降低,表明视力低于 0.1;②如 FVEP 仍无波形,表明视功能缺失。

3. 如需了解被检者准确视力,可检查 Sweep VEP。Sweep VEP 非国际标准检查项目,将在本书第六章中详述。

相关病例见图 4-31~ 图 4-34。

Diagnosis:
VEP 60min

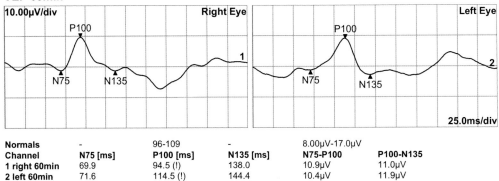

Normals	-	96-109	-	8.00μV-17.0μV	
Channel	N75 [ms]	P100 [ms]	N135 [ms]	N75-P100	P100-N135
1 right 60min	69.9	94.5 (!)	138.0	10.9μV	11.0μV
2 left 60min	71.6	114.5 (!)	144.4	10.4μV	11.9μV

VEP 15min

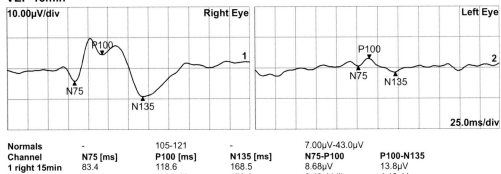

Normals	-	105-121	-	7.00μV-43.0μV	
Channel	N75 [ms]	P100 [ms]	N135 [ms]	N75-P100	P100-N135
1 right 15min	83.4	118.6	168.5	8.68μV	13.8μV
2 left 15min	127.4	140.9 (!)	172.6	2.43μV (!)	4.48μV

图 4-31　视功能司法鉴定病例 1

该病例右眼 PVEP 1°和 15′波形均正常,视力约在 0.3 以上;左眼 PVEP1° P100 振幅正常,峰时略有延迟,15′P100 振幅中度降低,峰时延迟,视力大约在 0.3 左右

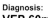
Diagnosis:

VEP 60min

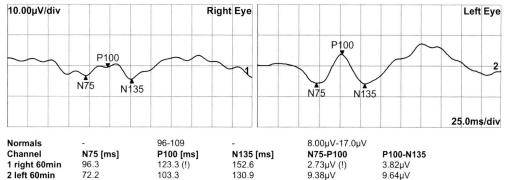

Normals	-	96-109	-	8.00μV-17.0μV	
Channel	N75 [ms]	P100 [ms]	N135 [ms]	N75-P100	P100-N135
1 right 60min	96.3	123.3 (!)	152.6	2.73μV (!)	3.82μV
2 left 60min	72.2	103.3	130.9	9.38μV	9.64μV

VEP 15min

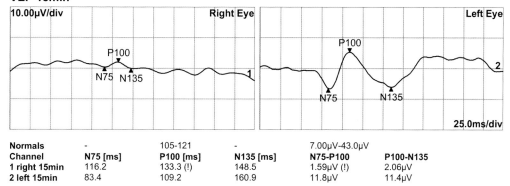

Normals	-	105-121	-	7.00μV-43.0μV	
Channel	N75 [ms]	P100 [ms]	N135 [ms]	N75-P100	P100-N135
1 right 15min	116.2	133.3 (!)	148.5	1.59μV (!)	2.06μV
2 left 15min	83.4	109.2	160.9	11.8μV	11.4μV

图 4-32　视功能司法鉴定病例 2

该病例左眼 1° 和 15′PVEP 均正常,视力大约在 0.3 以上;右眼 1°PVEP P100 振幅重度降低,15′P100 无波形,视力大约在 0.1 左右

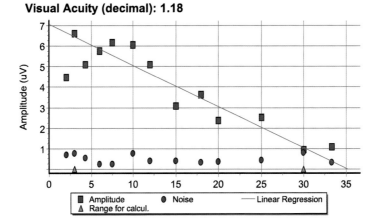

Results:

Upper spatial frequency limit (SFo):   35.26
Visual Acuity (decimal):   1.18
Visual Acuity (logMAR):   -0.07
Snellen (6m):   6/6

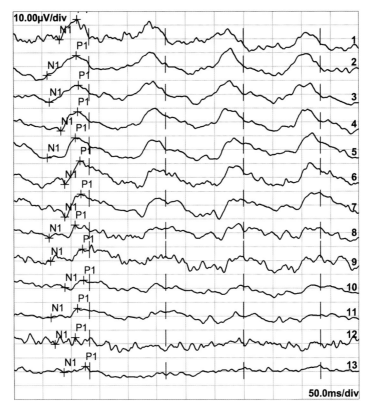

图4-33   视功能司法鉴定病例3

A. 该病例客观视力检查结果为1.18。振幅空间频率曲线显示,随空间频率增加,振幅呈逐渐降低趋势,但在较低的34空间频率其振幅不是最高,而呈较低趋势,总体振幅呈现从低至高,然后再逐渐降低的抛物线趋势,这是客观视力振幅空间频率曲线的正常表现   B. 原始波形,呈规律的稳态反应正弦波。后两条曲线没有明显波形,对应A图最后两个红色振幅值和蓝色噪音值比较接近

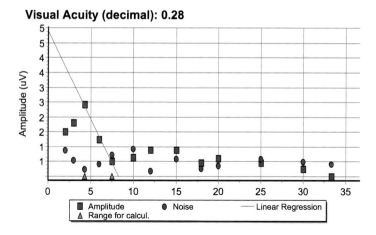

Visual Acuity (decimal): 0.28

Results:

Upper spatial frequency limit (SFo):   8.29
Visual Acuity (decimal):   0.28
Visual Acuity (logMAR):   0.56
Snellen (6m):   6/24

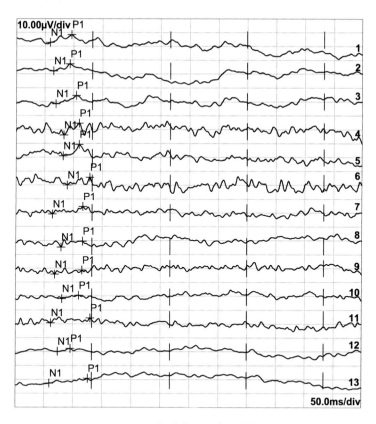

图 4-34 视功能司法鉴定病例 4

A. 该病例客观视力为 0.28,振幅空间频率曲线仅前 4 个振幅值在噪音值以上,
且呈典型抛物线趋势   B. 仅前 4 条曲线有波形,对应图 A 中前四个有效振幅值,
后 9 条曲线基本为干扰波,对应图 A 中后 9 个振幅值基本为噪音范围

第十一节   不同眼病的视觉电生理检查项目选择

我们将本章内容整理汇总为表 4-1,以便眼科医生和技术员对不同的眼病选择合理的视觉电生理项目进行检查。

表 4-1   不同眼病对应视觉电生理检查项目

眼病类别 / 检查项目	PVEP	FVEP	特殊 VEP	ffERG	PERG	mfERG	mfVEP	EOG
视神经病变	√	√			√			
婴幼儿视功能评估		√		√				
遗传性视网膜病变				√	√	√		√
获得性视网膜病变				√	√	√		
中毒性视网膜病变				√		√		
白内障或玻璃体混浊		√		√				
青光眼					√		√	
弱视	√	√		√				
视功能司法鉴定	√	√	SweepVEP					
视网膜疾病与视神经疾病鉴别诊断		√		√	√	√		

第五章

视觉电生理设备的安装和操作

第一节 视觉电生理设备的安装

一、地线的安装

由于视觉电生理记录的是微伏(μV)级别的微弱生物电信号,为了避免各种干扰信号对检查结果造成的影响,安装地线应做到规范、独立。安装地线也是实现漏电保护的必须手段。专用地线应连接到设备总隔离电源箱地线连接端口(图 5-1)。

2015 年版 ISCEV ERG 标准指出,必须根据用户所在国家的临床生物记录系统安全电流标准,对患者进行电隔离。需遵循医学电器通用标准 IEC60601-1。正确的接地方法是自行埋设接地电极:先在地面潮湿处,挖一深度 2m 以上的坑,放入一根直径 1~2cm,长 2~4m,焊有导线的铜棒,然后埋上湿土,把导线露出地面。如果土质干燥,可在铜棒周围填以适量的食盐和水,以降低接地电阻(图 5-2)。接地电阻一般应小于 4Ω。如无条件安装规范地线,地线可尝试与金属下水管或暖气管连接。

切记不能将地线连接到电源插座零线。设备总电源需连接到墙面三相电源插座,不能连接插线板插座。

为降低干扰,检查过程中应关闭周围设备电源,关闭手机,关闭升降台电源。

二、检查室的要求和布局

视觉电生理检查中 ffERG 和 EOG 对检查室环境要求比较严格:检查室应完全不透光,使用深色非光滑的墙壁和天花板,尤其注意门窗周边不能透光。还需设置隔离缓冲隔间,以防无关人员误入。如墙面门窗无法改造,可以用厚遮光布制作通顶达地隔离空间,以围隔闪光刺激器,并留有患者和操作人员空间。图 5-3 是检查室布置示意图。

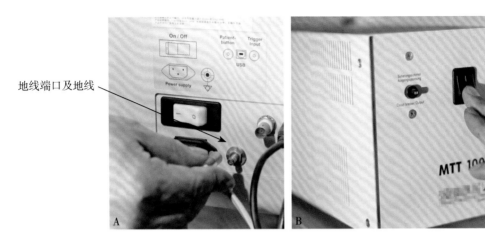

图 5-1   隔离电源箱的地线连接

A. 连接专用地线;B. 隔离电源箱

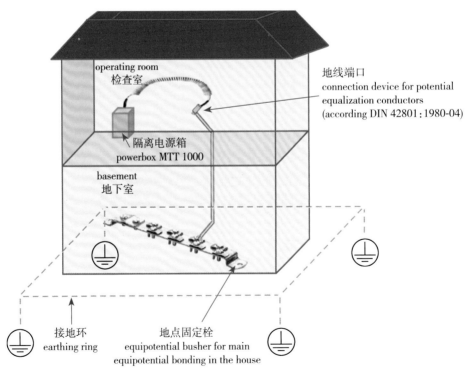

图 5-2   地线连接图

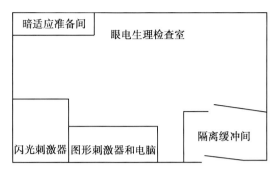

图 5-3　眼电生理检查室布局

第二节　PVEP 的操作步骤和注意事项

本节内容参照 ISCEV 2016 版 VEP 国际标准。

一、常规 PVEP 检查

1. 检查环境要求　PVEP 需在自然室内光或弱光下检查,无需暗室,光源不能直接照射到患者眼部和图形刺激器,同一个检查室检查环境需保持一致。

2. 检查前准备

（1）患者准备

1）进行 PVEP 检查之前患者不能散瞳或缩瞳,需保持瞳孔的自然状态。如患者散瞳,则刺激图形在视网膜上不能形成清晰的成像,不能记录到理想的波形。

2）PVEP 检查要求达到患者的最佳矫正视力,检查前患者需验光,检查时应配戴眼镜。获取患者最佳矫正视力。

（2）检查距离:PVEP 患者眼位和图形刺激器之间距离为 1m。

3. PVEP 检查操作

（1）开机,打开 PVEP 程序。

（2）输入患者信息:患者出生日期需准确输入(图 5-4),以便检查结果与内置相应年龄段正常参考值相对比。

（3）放置电极

1）确定电极的放置位置:PVEP 所用电极均为皮肤电极,电极的放置位置必须准确(图 5-5)。根据国际标准 10/20 系统,作用电极位于枕骨粗隆 - 鼻根连线枕骨粗隆一侧 10% 位置（O_z）,即枕叶皮层位置;参考电极位于以上连线鼻根侧 30% 位点（F_z）,即发际处;接地电极可位于如下位置之一:前额、顶点（枕骨粗隆 - 鼻根连线中点位置）、乳突或耳垂。

2）清洁皮肤:使用专用的皮肤清洁膏清洁预备放置电极部位的皮肤,要用力擦拭,以去除皮肤表面油脂(图 5-6)。如可能可要求患者检查当天洗头,并嘱患者不要使用化妆品。

3）连接电极与放大器:VEP 选用银 - 氯化银或金杯皮肤电极,一般情况 PVEP 只能单眼

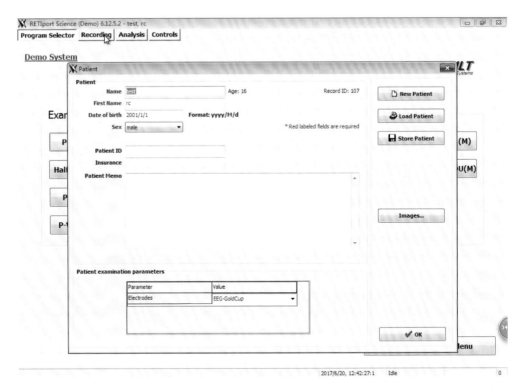

图 5-4   患者信息输入窗口

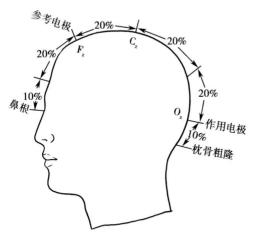

图 5-5   VEP 电极位置示意图

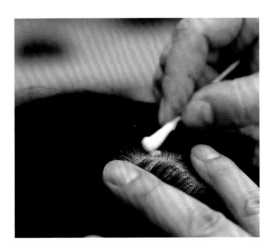

图 5-6   皮肤清洁方式

检查,需放置 3 个皮肤电极。一般用不同颜色的连接线来区分各个电极:作用电极为红色、参考电极为蓝色,接地电极为黑色。三个电极分别连接到外置放大器相应颜色的端口上(图5-7)。系统默认用 1 通道(Channel 1)检查。

4) 放置电极:首先用电极蘸取电极导电膏,应注意需将导电膏充满相应电极杯体(图5-8)。之后将三个电极分别依次放置相应位置(见图5-5),用胶布固定。

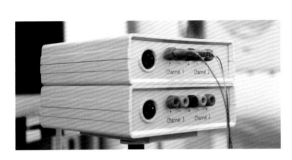

图 5-7　皮肤电极连接端口

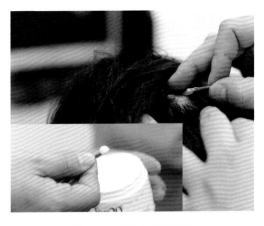

图 5-8　皮肤电极导电膏

（4）阻抗测定：点击阻抗（impedance），测试作用电极和参考电极的阻抗（图 5-9）。视觉电生理检查要求二者阻抗均应小于 5kΩ，如两个电极阻抗都大，需再次清洁接地电极位置皮肤。作用电极和参考电极阻抗差值应小于 1kΩ，如其中一个电极阻抗大，则只需重新清洁相应电极位置皮肤。

（5）固定电极：阻抗符合要求后，可用头带固定电极。

（6）单眼遮盖：检查应先检查右眼，再检查左眼。在进行单眼检查时需遮盖对侧眼。一般情况用黑色眼罩或试镜架插黑片遮蔽。

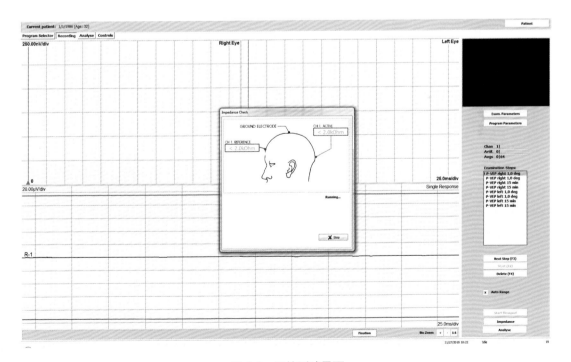

图 5-9　阻抗测试界面

（7）屈光矫正：被检眼根据 1m 远最佳矫正视力检查结果放置相应矫正镜片。

（8）PVEP 检查

1）右眼 PVEP 检查：点击电极软件右下方开始（Start）即可开始检查（图 5-10），依次检查两次 1° 空间频率，两次 15′ 空间频率。PVEP 采集次数（averages，avgs）最低需 50 次，伪迹（artifacts，artif）为患者眨眼或注视不良所致，伪迹数量越少越好。

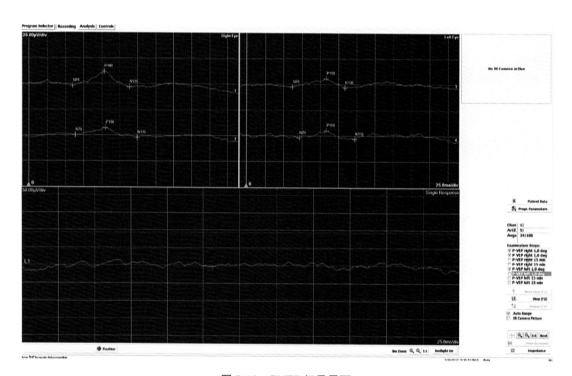

图 5-10　PVEP 记录界面

2）左眼 PVEP 检查：右眼检查结束后，改为遮盖右眼。用同样的程序进行左眼检查，依次检查两次 1° 和 15′ 空间频率。

（9）结果分析：检查完毕点击上方菜单中分析（analysis），如图 5-11，查看波形。需注意左上角标尺，PVEP 一般选择 10μV/div（格），标尺可通过右下方"+"或"−"来调整。需查看相应标识，尤其是 N75、P100 是否标记在相应波谷和波峰位置，如不在，需手动调整。点击保存（save examination），点击打印（print out）。

二、儿童 PVEP 检查

儿童 PVEP 检查步骤同成人，为吸引患儿固视，固视标采用卡通图案；无法配合固视的低龄儿童采用手持式图形刺激器。

1. 特殊刺激器

（1）适合儿童的卡通固视标识：PVEP 需要患儿配合固视，患者家长怀抱患儿能够注视

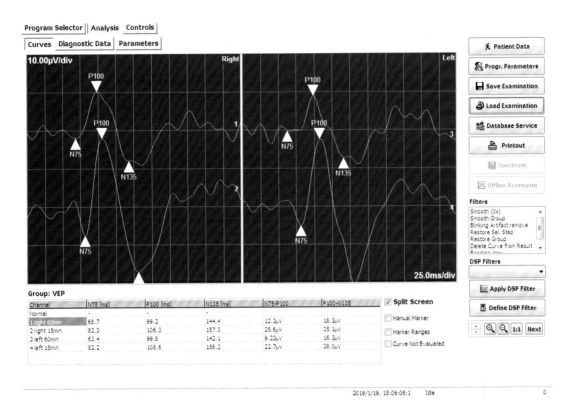

图 5-11　PVEP 分析界面

前方即可检查。可以调试出卡通固视图案吸引患儿(图 5-12)。

(2) 手持式图形刺激器:2 岁以下的患儿,可以使用手持式图形刺激器(pattern hand held,PHH),检查距离为 50cm,刺激图形棋盘格直径为 9mm,视角为 1°(图 5-13)。PHH 与一般刺激器获得的检查结果接近(图 5-14)。

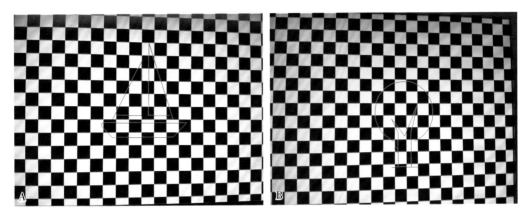

图 5-12　带有卡通图形固视标识的 PVEP 刺激方格

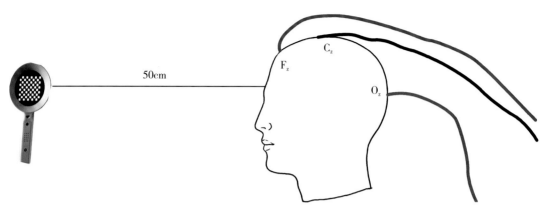

图 5-13   PVEP 手持图形刺激器(PHH)检查场景

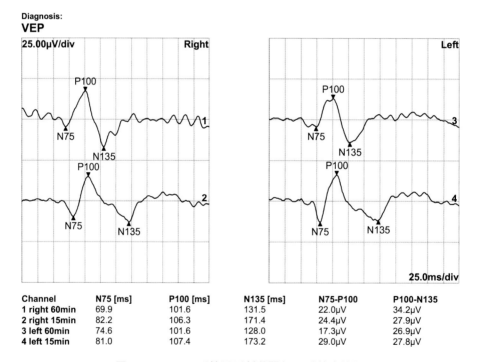

Channel	N75 [ms]	P100 [ms]	N135 [ms]	N75-P100	P100-N135
1 right 60min	69.9	101.6	131.5	22.0μV	34.2μV
2 right 15min	82.2	106.3	171.4	24.4μV	27.9μV
3 left 60min	74.6	101.6	128.0	17.3μV	26.9μV
4 left 15min	81.0	107.4	173.2	29.0μV	27.8μV

图 5-14   PVEP 手持图形刺激器(PHH)检查结果

2. 特殊皮肤电极 儿童 VEP 检查也可选择一次性 3M 皮肤电极(见图 2-11)。这种电极具有黏附性好,不易脱落,阻抗较低的优点,适合儿童使用。

第三节　FVEP 的操作步骤和注意事项

一、常规 FVEP 检查

FVEP 检查的操作步骤、注意事项与 PVEP 基本相同,不同之处主要在于以下两点:①刺激器为闪光刺激器,患者头部放置在闪光刺激器的头托位置;②FVEP 遮蔽眼罩需严密不透光。

刺激频率为 1Hz 的 FVEP 最常见,检查需至少两次(图 5-15)。FVEP 检查结果重点评估 P2 波振幅和峰时,一般来说,P2 需标记在 100ms 以后的第一个波峰,只有极少数的特殊病例 P2 峰时 <100ms。

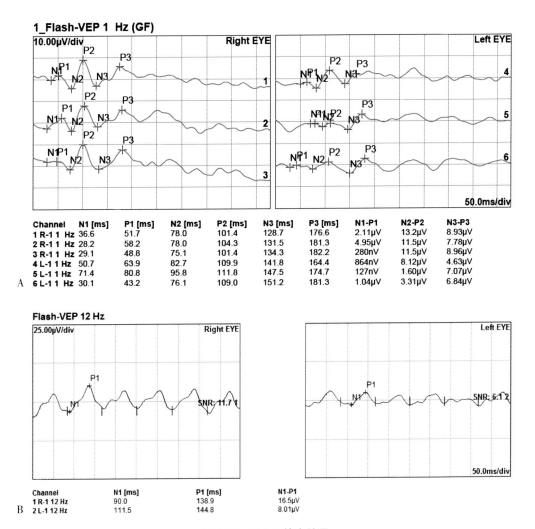

图 5-15　FVEP 检查结果

A. 1Hz FVEP 检查结果;B. 12Hz 高频刺激的 FVEP 检查结果

除 1Hz 频率外,FVEP 也可根据情况检查高刺激频率(>8Hz)的稳态反应,稳态反应需观察第二个正波振幅,N2、P2 需标记在相应波谷和波峰。还需观察信噪比(SNR),SNR 大于 3 表明相应波形为有效信号,不是噪音干扰波。

二、婴幼儿 FVEP 检查

婴幼儿 FVEP 检查步骤同成人 FVEP,不同之处在于几种适合儿童检查的特殊刺激器。

1. 手持式即时控制婴幼儿闪光刺激器 患儿可在清醒状态下使用手持式即时控制婴幼儿闪光刺激器(BabyFlash)进行 FVEP 检查,可以避免麻醉对视神经的抑制作用。用 BabyFlash 检查时家长可怀抱患儿,患儿睁眼即可检查。刺激器可追随患儿,当患儿睁眼时即时给予闪光刺激。被测眼和刺激器间检查距离为 15cm(图 5-16)。检查结果如图 5-17 所示。

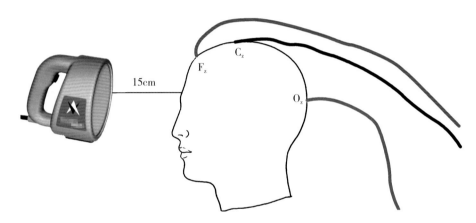

图 5-16 手持式即时控制闪光刺激器 BabyFlash 的检查场景

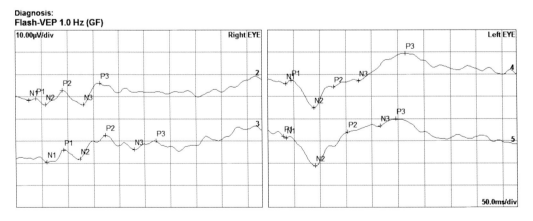

图 5-17 FVEP 手持式即时控制闪光刺激器 BabyFlash 检查结果

2. 平放的全视野 Ganzfeld 刺激器　与 BabyFlash 不同,平放后的全视野 Ganzfeld 刺激器用于检查麻醉后的患儿(图 5-18)。由于患儿并非清醒状态,需使用开睑器或者需要家长或操作医生协助打开眼睑。全视野 Ganzfeld 刺激器与手持式刺激器相比的优点在于刺激范围广,更符合国际标准。

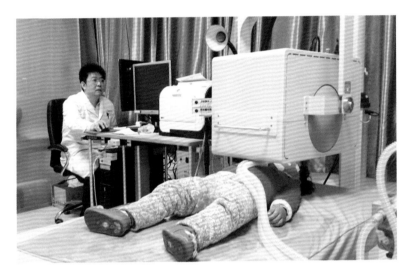

图 5-18　平放后的全视野 Ganzfeld 刺激器检查场景

3. Mini-Ganzfeld 手持式闪光刺激器　麻醉后的患儿还可使用 Mini-Ganzfeld 手持式闪光刺激器进行检查,患儿也需使用开睑器或协助打开眼睑。这种刺激器的优点是操作相对方便。

4. 眼罩式刺激器　麻醉后患儿可采用眼罩式刺激器(flash foggle)。患儿闭眼进行检查,振幅较低。

第四节　ffERG 的操作步骤和注意事项

本节内容参照 ISCEV 2015 版 ffERG 国际标准。

一、ffERG 电极操作要点和注意事项

ffERG 作用电极必须要接触角膜、球结膜或下眼睑皮肤,临床上可以使用的作用电极包括角膜接触镜电极、导电纤维电极、金箔电极、导电金属环电极和皮肤电极等。角膜接触镜电极中央透明,且与角膜接触面相对较大,因此这种电极记录到的 ffERG 振幅最高且最稳定。

在行 ffERG 检查时,多数作用电极需要接触角膜,所使用的导电介质与皮肤电极有所不同:除了考虑导电性之外,还应特别注意角膜的保护。因此需使用非刺激性、非致敏性的离子导电介质,如含有氯化钠的隐形眼镜护理液或人工泪液、浓度低于 0.5% 的甲基纤维素滴

眼液。使用角膜接触镜电极之前需要表面麻醉。

放置在角膜表面的 ffERG 作用电极记录的信号需要多次平均,以获得可靠的结果。放置在下眼睑皮肤的皮肤电极不适合用来记录微弱的病理性 ffERG 信号。

ffERG 记录电极在使用时因暴露在泪液下,每次使用后必须采取适当清洗和消毒措施。一次性使用的电极除外。

ffERG 参考电极可采用和接触镜电极整合在一起的双极电极,信号最稳定,通常情况采用的和单极角膜接触镜电极配合的独立参考电极,振幅通常也足够大。独立参考电极需放置在相应眼颞侧的眼眶边缘,不能在肌肉群上。

2015 ISCEV ffERG 标准指出接地电极可放置在耳垂、乳突或前额。

二、ffERG 检查前准备

患者检查 ffERG 前需瞳孔散到最大,检查前后需记录瞳孔大小。

记录暗适应 ERG 前需要暗适应 20 分钟(完全不透光暗室),记录明适应之前需明适应 10 分钟(头部置于标准背景光 Ganzfeld 内)。暗适应完毕后,在弱红光下装角膜接触镜电极,应避免强红光或白光,电极安装后,再关闭弱红光暗适应 5 分钟。暗适应检查需按照刺激光亮度从弱到强顺序进行。患者检查前应避免进行荧光素眼底血管造影、眼底照相或其他强光刺激器的影像检查。如这些检查已经进行,患者需在普通室内光线下恢复最少 30 分钟然后再开始暗适应。患者暗适应结束,以上电极和物品准备完毕后即可开始检查。

三、ffERG 操作步骤

ffERG 一般为双眼同步检查。角膜电极装好后不推荐测试阻抗。

打开 ffERG 程序输入患者信息,依次选择暗适应 0.01ERG、暗适应 3.0ERG、暗适应 3.0 振荡电位、暗适应 10.0ERG,每个刺激一般记录一次即可,最多不能超过三次,每次重复闪光刺激之间需间隔相应不等的时间,间隔分别是 2 秒(暗适应 0.01ERG)、10 秒(暗适应 3.0ERG 和暗适应 3.0 振荡电位)、20 秒(暗适应 10.0ERG)。分别见图 5-19~ 图 5-24。

以上暗适应反应检查完毕后,点击明适应 3.0ERG,全视野 Ganzfeld 背景光自动开启,10 分钟计时器自动打开,患者头部放置在全视野 Ganzfeld 头托上,嘱患者睁开双眼,明适应 10 分钟,在明适应期间角膜电极可以摘下来。明适应完毕,重新带好角膜电极,依次检查明适应 3.0ERG 和明适应 30Hz 闪烁光 ERG,如图 5-29,图 5-30 所示。

四、ffERG 结果分析和标识调整

以上明适应反应检查完毕,点击菜单分析(analysis),点击右上保存(save examination)。在分析界面依次查看六项 ERG 结果,观察标识是否在相应波谷波峰,如不在,需手动移动调试,尤其是振荡电位和 30Hz 闪烁光反应需要逐个移动相应标识到对应波谷波峰。还需要通过右下方 + 和 - 逐个调整每项检查的纵坐标标尺,一般而言每项检查纵坐标标尺需固定,这样异常结果更为直观,每项检查对应标尺见图 5-25~ 图 5-30。

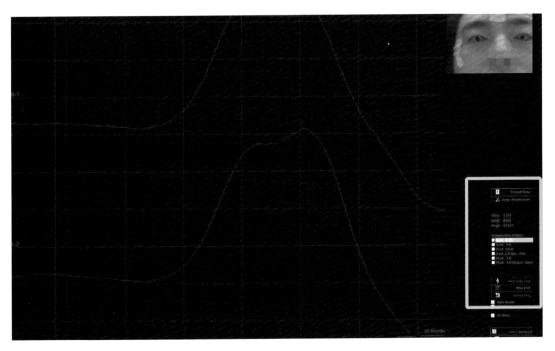

图 5-19 暗适应 0.01ERG 记录界面

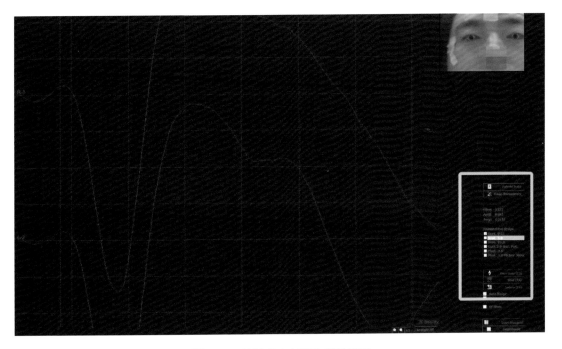

图 5-20 暗适应 3.0ERG 记录界面

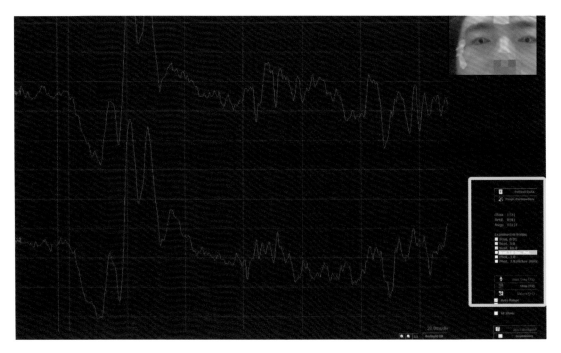

图 5-21   暗适应 3.0 振荡电位记录界面

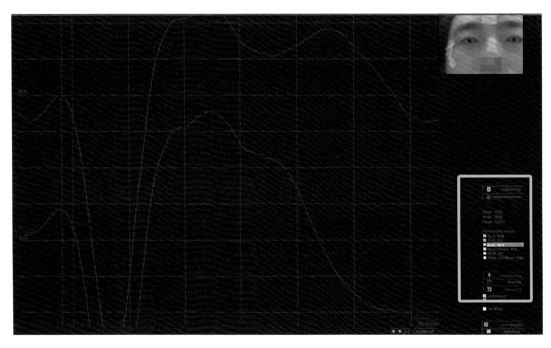

图 5-22   暗适应 10.0ERG 记录界面

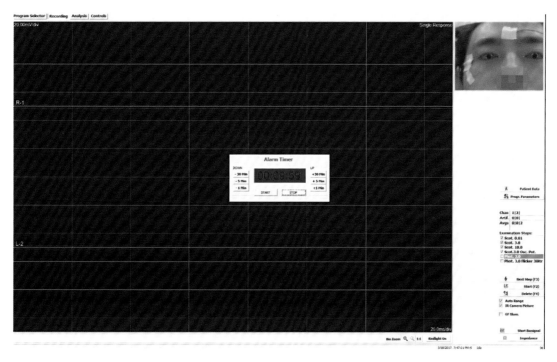

图 5-23　明适应 3.0ERG 记录界面

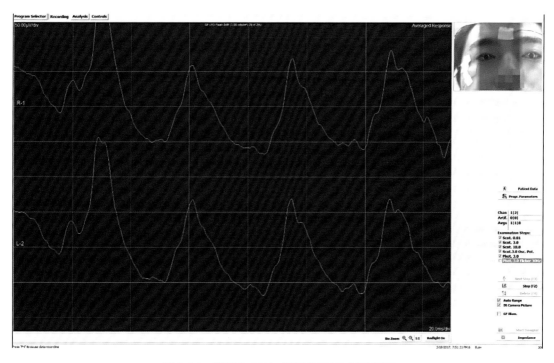

图 5-24　明适应 30Hz 闪烁光 ERG 记录界面

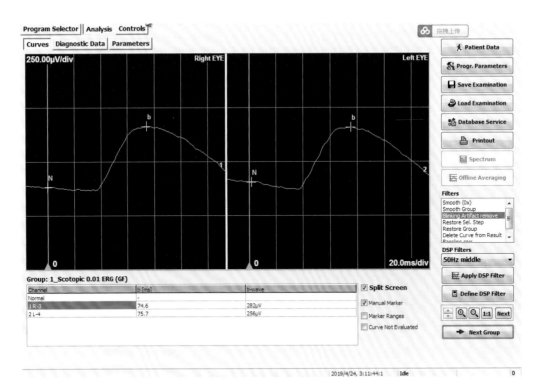

图 5-25　暗适应 0.01ERG 分析界面

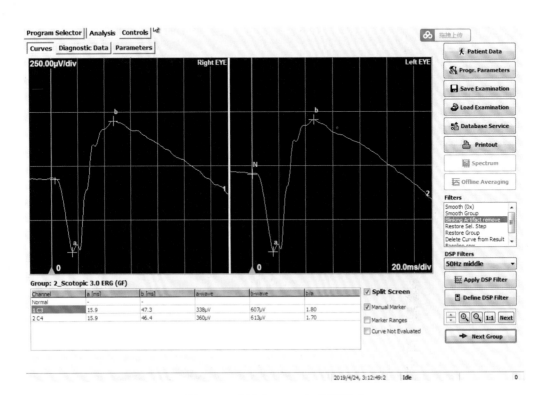

图 5-26　暗适应 3.0ERG 分析界面

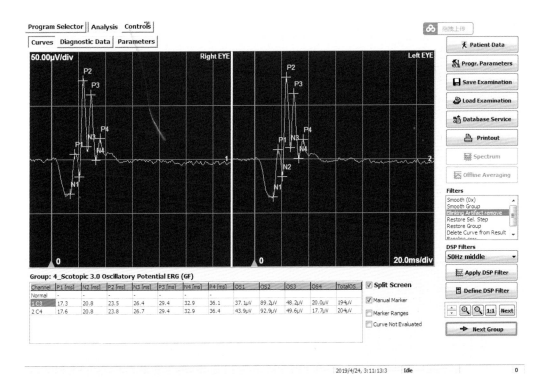

图 5-27　暗适应 3.0 振荡电位分析界面

需标记 N1,P1,N2,P2,N3,P3,N4,P4,观察 P1,P2,P3 每个波振幅或四个波振幅之和

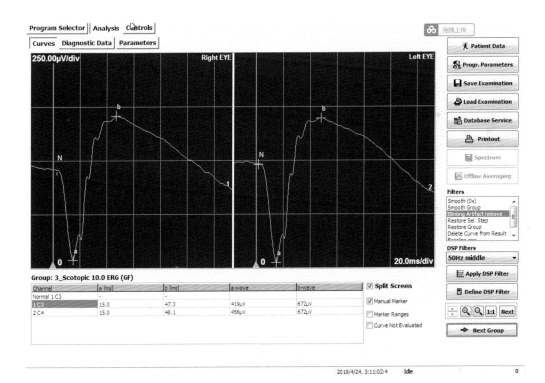

图 5-28　暗适应 10.0ERG 分析界面

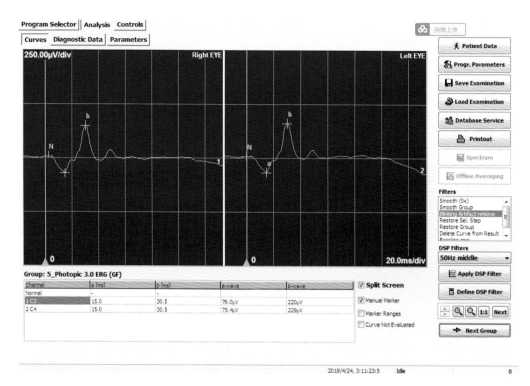

图 5-29　明适应 3.0ERG 分析界面

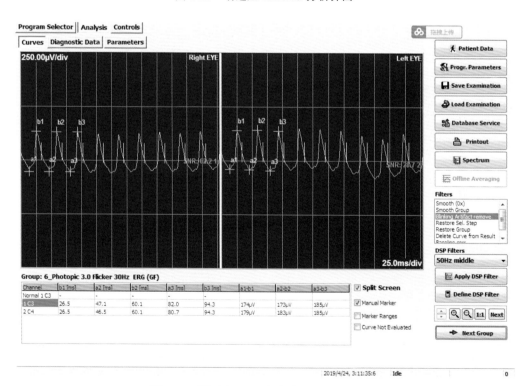

图 5-30　明适应 30Hz 闪烁光 ERG 分析界面

需标记 N1,P1,N2,P2,N3,P3(图中分别用 a1、b1、a2、b2、a3、b3 表示),观察 P2 波振幅或三个典型波的振幅均值

五、婴幼儿 ffERG 检查

1. 检查特点 婴幼儿记录 ffERG 十分重要,但又难度很大。婴儿期 ffERG 需要特别的检查方式和正常值,婴儿期后和幼儿期 ffERG 波形和振幅接近成人。6~12 个月婴儿暗适应 ERG 和 2~3 个月婴儿明适应 ERG 振幅较低、峰时较长,6 个月以下健康婴儿暗适应 3.0ERG 很难明确,但任何月龄无视网膜疾病婴儿暗适应 10.0ERG 通常较好明确。

2. 麻醉要求 许多儿童患者检查 ffERG 不需要镇静或全身麻醉,小婴儿可以用襁褓束缚,2~6 岁不配合儿童可以口服镇静剂。需根据适应证,检查需要遵循医学指南选择镇静剂或全身麻醉。镇静和轻度麻醉不会影响 ffERG 振幅,全身麻醉可能会影响 ffERG。

3. 电极特点 婴幼儿 ffERG 作用电极最好使用带有开睑装置的角膜接触镜电极,需选

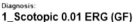

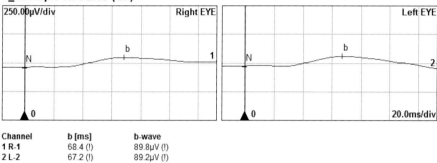

Diagnosis:

1_Scotopic 0.01 ERG (GF)

Channel	b [ms]	b-wave
1 R-1	68.4 (!)	89.8μV (!)
2 L-2	67.2 (!)	89.2μV (!)

2_Scotopic 3.0 ERG (GF)

Channel	a [ms]	b [ms]	a-wave	b-wave	b/a
1 R-1	16.7	36.1 (!)	70.4μV (!)	118μV (!)	1.67
2 L-2	15.9 (!)	36.4 (!)	82.2μV (!)	155μV (!)	1.88

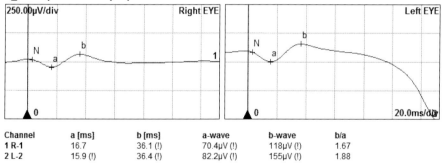

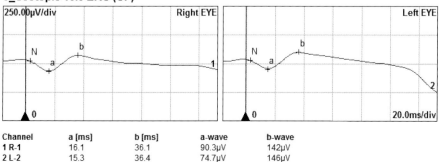

3_Scotopic 10.0 ERG (GF)

Channel	a [ms]	b [ms]	a-wave	b-wave
1 R-1	16.1	36.1	90.3μV	142μV
2 L-2	15.3	36.4	74.7μV	146μV

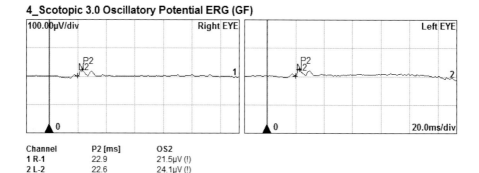

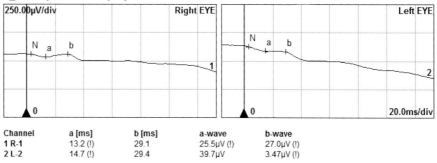

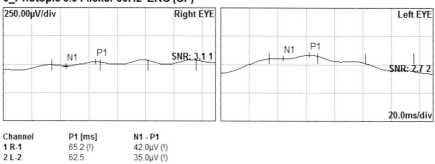

图 5-31　婴幼儿 ffERG（DTL 作用电极）检查结果

用相应儿童规格电极。也可采用 DTL 电极，患儿容易配合，成本较低，但振幅约为角膜接触镜电极记录振幅的 1/2。

4. 刺激器　婴幼儿双眼 ffERG 可使用可旋转电动升降支架平放 Ganzfeld 全视野闪光刺激器来检查。2015 版 ISCEV ffERG 标准指出：ffERG 全视野 Ganzfeld 刺激必须能够在被检者的整个检测视野提供均一的亮度。通常用圆顶式或完整的球体设计来实现。麻醉后卧床患儿使用全视野 Ganzfeld 检查才可完全符合国际标准要求，才能够得到可靠的检查结果；使用全视野 Ganzfeld 检查可双眼同步检查 ffERG，无需双眼分别序贯暗适应和明适应，快速方便，见图 5-18，图 5-31。

麻醉后婴幼儿 ffERG 检查也可采用手持式 Mini-Ganzfeld，操作更方便，需要单眼检查，右眼暗适应左眼暗适应,右眼明适应左眼明适应序贯检查。

第五节　PERG 的操作步骤和注意事项

本节内容参照 ISCEV 2012 版 PERG 国际标准。

一、PERG 检查前准备

患者检查前不能散瞳,检查前不能进行荧光素眼底血管造影和眼底照相,如这些检查已经进行,患者则需要在普通照明房间恢复至少 30 分钟,应当记录瞳孔大小。检查前患者应在检查距离 1m 处获取最佳矫正视力,患者不能配戴多焦或渐进性眼镜。检查时患者需肌肉放松,室内保持自然光线,光源不要直射刺激屏幕和患者眼部。

二、PERG 电极操作要点

1. PERG 作用电极需接触角膜或下方球结膜,不能影响视网膜成像,不能使用角膜接触镜电极。可以选用纤维电极、金箔电极或环状电极。电极需小心放置,并统一放置位置,减少可能的伪迹。

2. 纤维电极需接触眼球,最好放置在角膜下缘。纤细的纤维电极可放置在下结膜囊,这样有助于减少患者间变异,但获取的振幅较低(图 5-32)。

3. 金箔电极应当放置在瞳孔中央正下方,电极和连接线连接处应保持直线,不要接触皮肤。

4. 环状电极应把环形袢放置在下穹隆结膜,环形电极应当可折叠,保证电极接触球结膜,在睑缘下 5mm,环状电极不接触角膜。

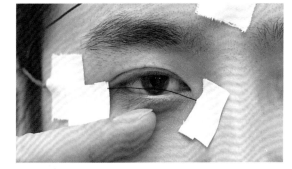

图 5-32　DTL 纤维电极放置示意图

5. 因记录到的振幅太低,皮肤电极不能作为 PERG 记录电极。

6. 独立参考电极应放置在对应眼外眦部位。

7. 前额是接地电极经典位置,其他部位也可接受。

三、PERG 检查刺激条件

PERG 最少需平均 100 次,如信号较弱,可以平均到 300 次。需重复两次提高检查可靠性。如图 5-33,图 5-34。

PERG 刺激黑白棋盘格视角为 48′,刺激视角最少需 15°。标准 PERG 刺激频率为 2Hz 瞬态反应。

四、PERG 操作步骤

PERG 检查程序基本类同 VEP,具体软件操作步骤参考 VEP 部分。PERG 记录界面和分析界面见图 5-33,图 5-34。

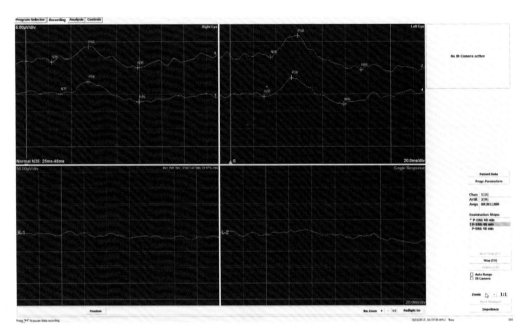

图 5-33　PERG 记录界面

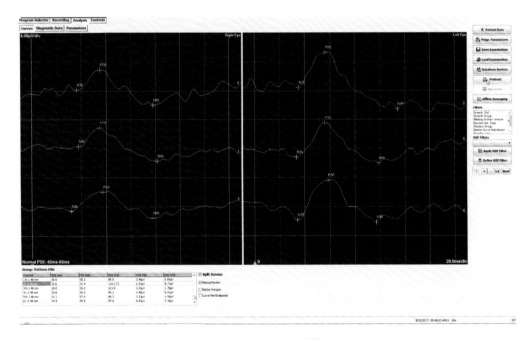

图 5-34　PERG 分析界面

五、儿童 PERG 检查

儿童 PERG 检查比较困难,可以配合固视的儿童可以使用卡通固视图案吸引注视,一般 2 岁以上儿童有可能配合检查。电极同成人。

第六节　mfERG 的操作步骤和注意事项

本节内容参照 ISCEV 2011 版 mfERG 国际标准。

一、mfERG 检查前准备

患者检查前需充分散大瞳孔,并记录瞳孔大小。患者检查前应在普通室内光线房间准备,如检查前进行了荧光素眼底血管造影和眼底照相,需恢复 15 分钟。±3D 以内的屈光不正原则上不影响 mfERG 检查结果,在此范围以外的屈光不正需在检查距离处(通常为 26cm)矫正为最佳视力,矫正镜片不能影响患者视野。室内环境要求同 VEP 和 PERG。

二、mfERG 电极要求

mfERG 作用电极可用角膜接触镜电极、纤维电极或金箔电极,需接触角膜或球结膜。角膜接触镜电极透明镜片应对应于瞳孔中央,不能遮挡患者视线。电极位置和注意事项同 ffERG。

三、mfERG 操作要点

mfERG 应单眼检查,患者需保持良好固视,固视标应为细叉形线,不能遮挡中心位置视野。

mfERG 一般选用 61 个或 103 个六边形刺激,61 个六边形检查 8 个循环,可在 4 个循环后结束;103 个六边形检查 12 个循环,可在 8 个循环后结束。

四、mfERG 操作步骤

患者电极安装好后即可开始检查,双眼同步或右眼左眼分别单独检查。如图 5-35~ 图 5-37。

每个循环结束时通过中央区域振幅密度是否较高观察固视是否良好,以决定是否接受或放弃某个循环的结果。mfERG 需要高度配合固视,不配合儿童无法检查。

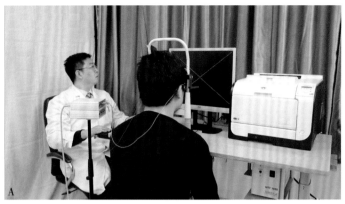

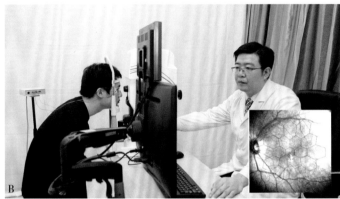

图 5-35　mfERG 患者检查场景

A. 普通图形刺激器 mfERG 检查；B. SLO 精准图形刺激器 mfERG 检查

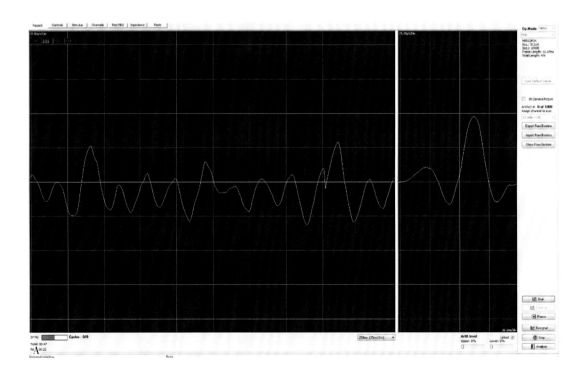

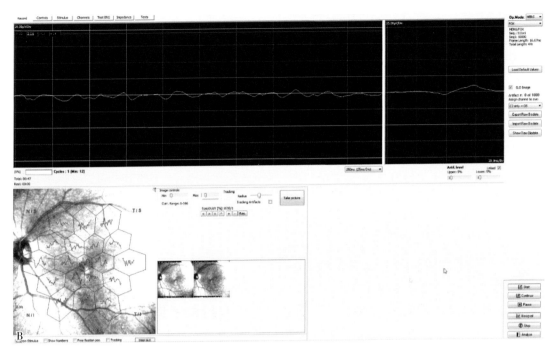

图 5-36　mfERG 检查界面

A.普通多焦;B.精准多焦

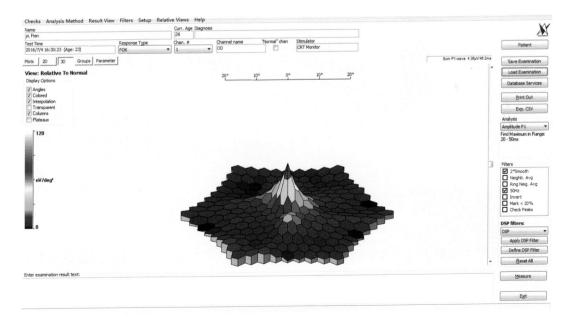

图 5-37　mfERG 分析界面

第七节   EOG 的操作步骤和注意事项

本节内容参照 ISCEV 2017 版 EOG 国际标准。

一、EOG 检查前准备

患者检查前需在自然光下适应至少 30 分钟,检查前不能进行荧光素眼底血管造影和眼底照相等检查。患者需散大瞳孔到最大。不需矫正视力。正式开始检查前,嘱患者头部不转动,转动眼球追踪左侧或右侧固视亮灯。检查前需要先练习,记录到稳定高质量波形再开始正式检查。

二、EOG 电极要求

EOG 记录电极采用银氯化银电极或金杯电极。EOG 每只眼需两个记录电极(不区分作用电极和参考电极)。右眼两记录电极连接到放大器一通道,分别放置在右眼外眦和内眦部;左眼两记录电极用放大器二通道,放置在左眼外眦和内眦部。双眼内眦部两个电极分别位于鼻两侧等距位置。双眼共用一个接地电极,可放置在前额,顶部,耳垂或乳突部。如图 5-38。

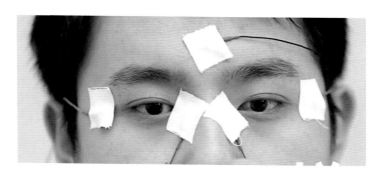

图 5-38   EOG 患者电极位置

三、EOG 操作步骤

暗适应检查 15 分钟,其中每一分钟内记录 10 秒,间隔休息 50 秒,然后明适应检查 15 分钟,间隔时间同前,明适应过程中,如已观察到光峰波形,可以停止检查。检查结果见图 5-39,图 5-40。

不能配合追踪固视标儿童无法进行 EOG 检查。

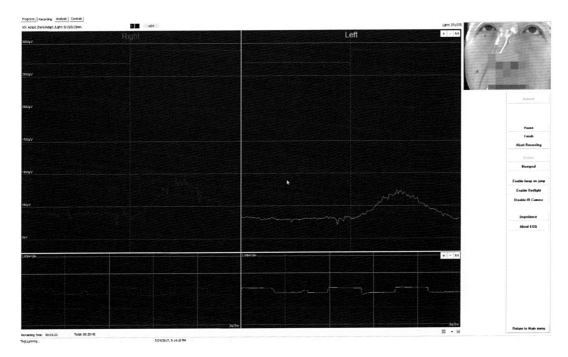

图 5-39　EOG 记录界面

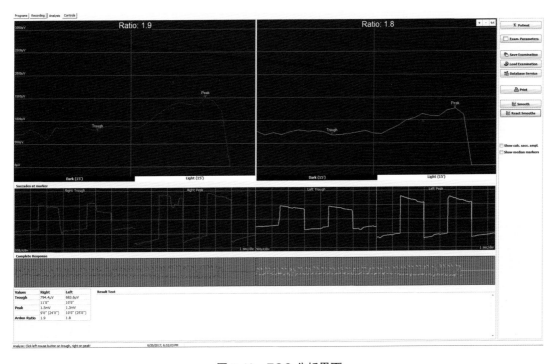

图 5-40　EOG 分析界面

第八节　视觉电生理不同检查项目主要操作要点对比

表 5-1 总结了常用视觉电生理检查项目主要操作要点。

表 5-1　眼电生理不同检查项目主要操作要点对比表

项目	PVEP	FVEP	ffERG	PERG	mfERG	EOG
室内环境	自然光	自然光	绝对暗室	自然光	自然光	绝对暗室
瞳孔	自然瞳孔	自然瞳孔	散瞳到最大	自然瞳孔	散瞳到最大	散瞳到最大
屈光矫正	需要	不需要	不需要	需要	需要	不需要
记录电极	银氯化银电极,金杯电极	银氯化银电极,金杯电极	角膜接触镜电极,纤维电极,金箔电极,环状电极等	纤维电极,金箔电极,环状电极	角膜接触镜电极,纤维电极,金箔电极	银氯化银电极,金杯电极
检查前自然光适应时间	30 分钟	30 分钟	30 分钟	30 分钟	15 分钟	30 分钟
提前暗适应或明适应	不需要	不需要	暗适应 20 分钟,明适应 10 分钟	不需要	不需要	不需要

第六章

国际标准以外的视觉电生理检查项目

本章各项视觉电生理检查均属 ISCEV 国际标准外检查项目,在临床上尚未常规开展,由于无国际标准,各项检查刺激条件均无统一要求,各实验室需对最佳刺激条件进行摸索,自行总结整理各项检查的正常参考值,然后才能对检查结果进行评估。

第一节　Sweep VEP 客观视力检查

Sweep VEP 即扫描 VEP,临床上用来检查不能配合主观视力检查患者的客观视力,患者无需主观配合,但需患者注视刺激屏幕。

刺激图形为 10~13 个不同空间频率的垂直格栅,研究证实此类刺激图形检查结果与视力相关性最好。刺激频率为 7.5rps,属稳态反应,波形呈正弦波,较为稳定。

检查距离 1m,电极同 VEP。检查过程患者可以暂停休息。检查结果可自动计算得出小数视力。原始结果中有变异较大的数据可以删除,最少 3 个有效数据可以得出视力结果,有效数据振幅信噪比,即 SNR 应大于 3。正常视力患者最小空间频率振幅不是最大,从低空间频率到高空间频率振幅先从低到高,然后再逐渐降低直至接近噪音水平,在此过程中会有阈值频率,计算机根据此频率反推出患者视力数值(图 6-1~图 6-4)。

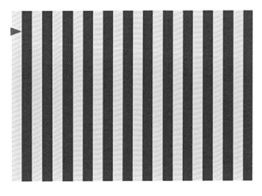

图 6-1　Sweep VEP 刺激图形

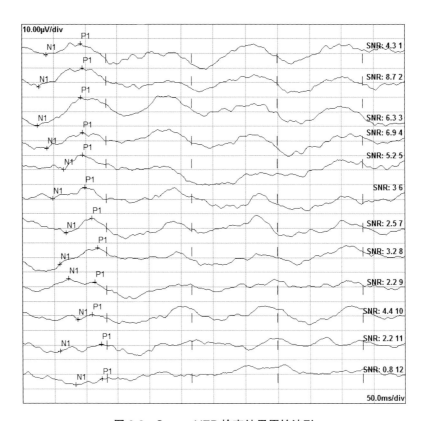

图 6-2　Sweep VEP 检查结果原始波形

该病例 12 个刺激频率相应波形中第 1~8 和第 10 条曲线 SNR>3,波形基本正常,其余三条曲线 SNR<3,属噪音无波形

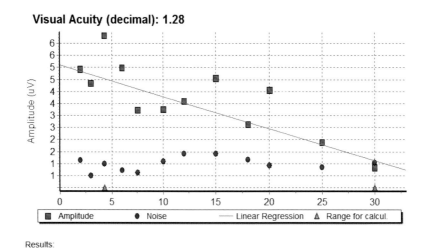

图 6-3　Sweep VEP 检查结果振幅 - 空间频率曲线及视力

该病例 12 个刺激频率 - 振幅呈线性回归,计算机自动计算第 3~12 个数据,以黄的三角形标明计算范围,计算结果自动得出最大空间频率上限为 38.51,小数视力为 1.28,logMAR 视力为 −0.11,Snellen 视力为 6/4.8

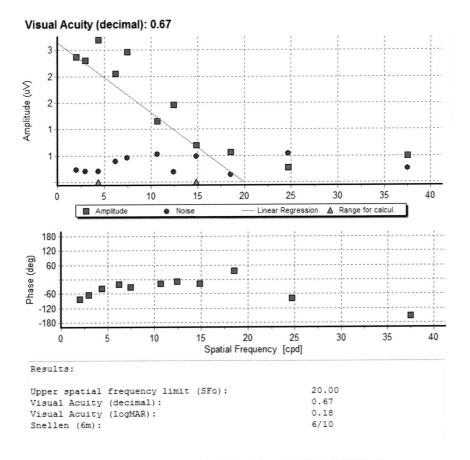

Results:

```
Upper spatial frequency limit (SFo):        20.00
Visual Acuity (decimal):                    0.67
Visual Acuity (logMAR):                     0.18
Snellen (6m):                               6/10
```

图 6-4　Sweep VEP 检查结果振幅 - 空间频率曲线及视力

该病例计算机自动计算范围为第 3~8 个数据(根据中图中各数据相位 Phase,未计算在内的 5 个数据相位均偏离 0° 较大,超出或接近 60°,故不予采纳),计算结果为空间频率上限为 20,小数视力为 0.67,logMAR 视力为 0.18,Snellen 视力为 6/10

第二节　ON/OFF PVEP

ON/OFF PVEP 即给撤图形 PVEP,在 ISCEV VEP 国际标准中明确指出可用于眼球震颤和其他配合不佳的患者,对固视的要求较低,结果较普通 PVEP 稳定。

ON/OFF PVEP 刺激图形为黑白棋盘格图形和灰色背景交替,操作步骤同 PVEP(图 6-5,图 6-6)。

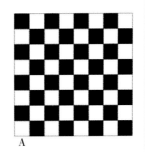

图 6-5　ON/OFF PVEP 刺激图形

A. 棋盘格;B. 灰色背景

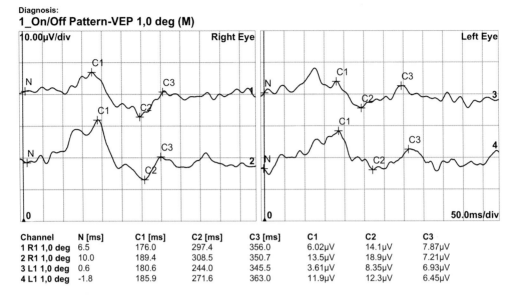

图 6-6   ON/OFF PVEP 检查结果波形

ON/OFF PVEP 观察 C1,C2,C3 波振幅和峰时,该示例 C2、C3 振幅正常,C3 振幅中度下降(大致正常范围为 C1 振幅 >5μV,C2 和 C3 振幅 >10μV)

第三节   三通道 ON/OFF PVEP

三通道 ON/OFF PVEP 适用于白化病眼球震颤患者,比较三个记录波形是否相同,白化病眼病患者呈不对称波形。

三个作用电极分别放置于视皮层不同位置,一通道作用电极在 PVEP 标准 O_z,另两个通道作用电极分别在 O_z 左右侧 3cm 位置(图 6-7,图 6-8)。

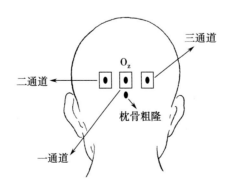

图 6-7   三通道 VEP 电极位置

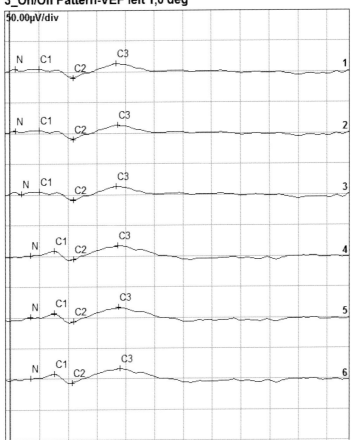

图 6-8 三通道 ON/OFF PVEP 检查结果波形

该病例三通道均有 2 次重复结果,重复性好,结果可靠,三通道检查结果也一致,属正常波形

第四节 三通道 FVEP

白化病眼球震颤患者三通道 ON/OFF PVEP 配合不佳时,可以检查三通道 FVEP,二者电极位置相同(图 6-9)。当二、三通道波形一致时,不属于白化病;当二、三通道波形不一致时,可能为白化病。

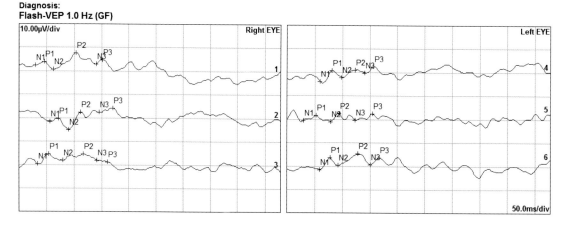

图 6-9   三通道 FVEP 检查结果波形

图中右眼 2,3,左眼 5,6 波形波形不一致,可能为白化病患者

第五节   蓝锥细胞 ERG

蓝锥细胞 ERG 即 S-Cone ERG,反映短波长蓝锥细胞功能。不需暗适应。人和动物刺激光波长不同。患者检查时,刺激光为 50cd/m² (455nm) 0.1cd.s/m² 蓝光刺激,推荐背景光为 560cd/m² (590nm)橘黄色,操作步骤和结果判读同 ffERG 明适应 3.0ERG(图 6-10)。小鼠 S-Cone ERG 刺激光为 360~365nm 紫外光。

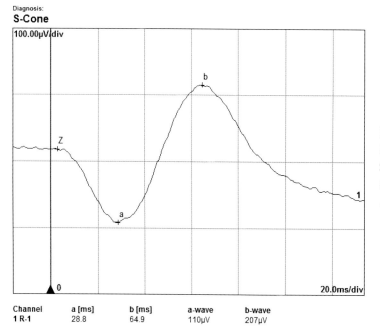

图 6-10   S-cone ERG 检查结果波形

S-Cone ERG 观察 b 波振幅,该病例 b 波振幅为 207μV,振幅在正常范围

第六节　明视负波 ERG

2018年 ISCEV 发布 PhNR ERG 标准。PhNR ERG 即明视负波 ERG,反映神经节细胞功能,其振幅降低可见于青光眼和其他视神经病变等视网膜最内层病变。推荐刺激光为 625nm 红光,背景光为 455nm 蓝光,也可根据文献自行设定刺激光和背景光颜色。操作步骤同 ffERG 明适应 3.0ERG(图 6-11)。

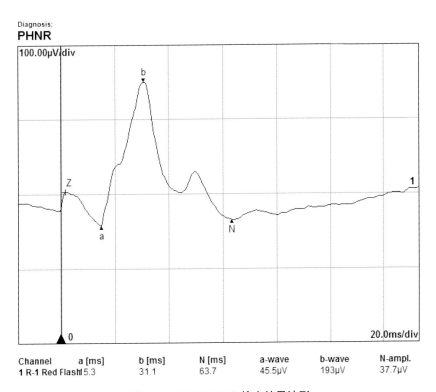

Channel	a [ms]	b [ms]	N [ms]	a-wave	b-wave	N-ampl.
1 R-1 Red Flash	15.3	31.1	63.7	45.5μV	193μV	37.7μV

图 6-11　PhNR ERG 检查结果波形

PhNR ERG 观察 b 波之后的负波,即图中 N 波的振幅(基线到波谷垂直高度),该病例为 37.7μV

第七节　暗适应阈值反应

暗适应阈值反应即 STR(scotopic threshold response)ERG,是通过一系列不同强度白光刺激,在连续刺激强度中找到出现波形的阈值强度。操作步骤同 ffERG 暗适应反应,需要暗适应。常用于小动物暗适应功能评估(图 6-12)。

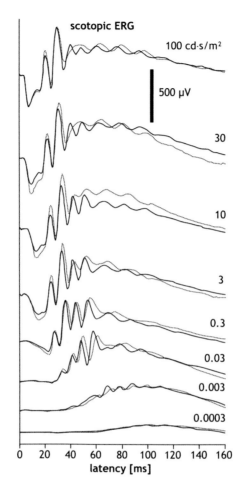

图 6-12 STR ERG 检查结果波形

该病例刺激光强度从 0.0003cds/m^2 至 100cds/m^2，
正波 b 波及振荡电位振幅逐渐增加

第八节 ON/OFF ERG

ISCEV2018 年发布 ON/OFF ERG 即给撤光 ERG 标准，ON/OFF ERG 可分离视网膜双极细胞 ON（a 波和 b 波）、OFF（d 波）通路，可用于诊断完全型和不完全型 CSNB、黑色素瘤相关视网膜病变、部分自体免疫性视网膜病变、青少年视网膜劈裂、Batten 病、Duchenne 肌肉萎缩症、脊髓小脑变性和奎宁中毒等视网膜病变。推荐刺激光为 625nm 200ms 橘黄色光，背景光为 525nm 200ms 绿光。操作步骤同 ffERG（图 6-13）。

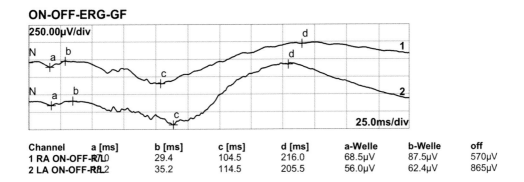

Channel	a [ms]	b [ms]	c [ms]	d [ms]	a-Welle	b-Welle	off
1 RA ON-OFF-R	7.0	29.4	104.5	216.0	68.5μV	87.5μV	570μV
2 LA ON-OFF-R	8.2	35.2	114.5	205.5	56.0μV	62.4μV	865μV

图 6-13 ON/OFF ERG 检查结果波形

该示例 a 波振幅平均 60μV,b 波振幅约 70μV,d 波振幅约 650μV,在正常范围之内

第九节 PERG+PVEP 同步检查

PERG+PVEP 同步检查为相同空间频率黑白棋盘格刺激图形刺激,PVEP 电极和 PERG 电极各使用一个放大器通道,实现 PVEP 和 PERG 同步检测。PERG 配合不佳眼球震颤儿童可以进行 PERG+PVEP 同步检查(图 6-14)。

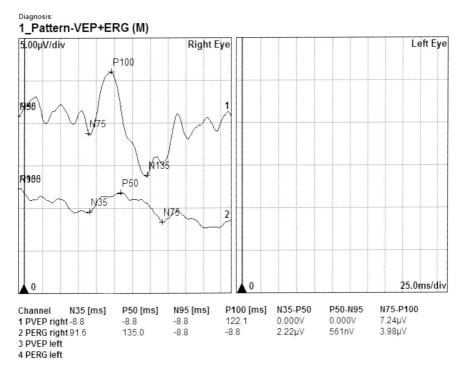

Channel	N35 [ms]	P50 [ms]	N95 [ms]	P100 [ms]	N35-P50	P50-N95	N75-P100
1 PVEP right	-8.8	-8.8	-8.8	122.1	0.000V	0.000V	7.24μV
2 PERG right	91.6	135.0	-8.8	-8.8	2.22μV	561nV	3.98μV
3 PVEP left							
4 PERG left							

图 6-14 PERG+PVEP 同步检查检查结果波形

该示例右眼 PVEP P100 振幅 7.24μV,峰时 122.1ms,PERG P50 振幅 2.22μV,N95 振幅 3.99μV,在正常范围内

第十节　mfVEP 检查

多焦视觉诱发电位(multifocal visual evoked potential,mfVEP)记录大脑枕叶皮层多位点电位反应。计算机控制使视野各小区的刺激交替(或部分重叠)进行,通过数字信号处理计算刺激信号与反应信号的相关函数,从而把对应于视野各小区的反应提取出来,在一次短时间的记录中得到视野各小区的反应。mfVEP 检查可以客观评价视野及视路功能。

刺激图形为偏鼻侧靶形刺激(图 6-15),专为青光眼检查设计,对应视野鼻侧阶梯。四个通道共 10 个电极,位置如图 6-16。检查距离 24cm,视野范围半径 30°,检查结果可与静态视野对比。四个通道得出 4 个原始 plot 波形,再通过拟合第五通道,即为最终 mfVEP 检查结果,青光眼 mfVEP 客观视野检查见图 6-17。

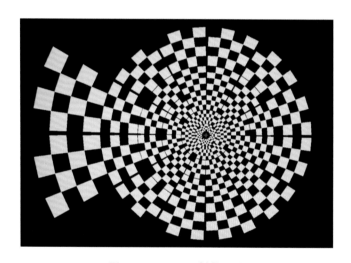

图 6-15　mfVEP 刺激图形

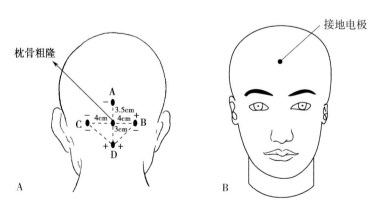

图 6-16　mfVEP 电极位置

A. 作用电极及参考电极位置;B. 地电极位置

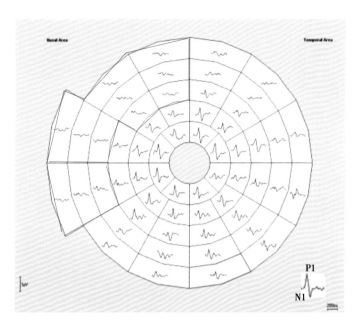

图 6-17 青光眼 mfVEP 检查结果波形

该示例鼻上鼻下均有 P1 波振幅降低,鼻上振幅降低区域比鼻下振幅降低区域更大(红色框区域),呈典型不对称青光眼 mfVEP 客观视野改变

第七章

视觉电生理在动物实验中的应用

视觉电生理作为客观视功能评价手段,是眼科动物实验必备的实验手段。动物无法进行主观视功能检查,必须要依靠客观视功能检查手段来评估实验结果和动物视功能改变情况。在各种大小动物实验中,可以采用全视野刺激器检查全视野 ERG 和闪光 VEP 分别用来定量评估视网膜和视神经功能。

第一节 动物实验电生理硬件

动物实验专用操作台配合全视野 Ganzfeld 和 SLO 多焦刺激器使用(图 7-1),用于大小动物 ffERG,FVEP,mfERG,PVEP 以及 PERG 刺激。专用操作台可连接恒温装置(图 7-2),麻醉后小动物可保持体温,防止因麻醉后体温降低而造成的一过性屈光间质混浊。麻醉后动物处于长时间睁眼状态,为防止角膜干燥,需定时在角膜上滴生理盐水或人工泪液。操作台有电极支架,方便电极固定,有推拉装置,方便把动物置于刺激器里进行检查。

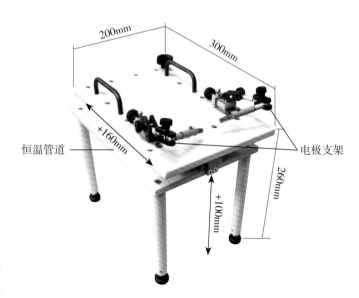

图 7-1 动物实验专用操作台

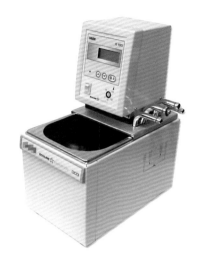

图 7-2 动物实验专用操作台恒温装置

第二节 动物 VEP 检查

一、动物 PVEP 检查

动物 PVEP 检查推荐使用 SLO 刺激器,在 SLO 刺激器下,可以观察并找到动物眼底目标位置,然后给予相应棋盘格刺激。普通图形刺激器由于动物无法配合固视,很难得到有效检查结果。动物 PVEP 检查,作用电极、参考电极和接地电极均采用针电极,小动物作用电极放置于两耳之间中点皮下,参考电极(也可采用环形电极)放置于舌下,接地电极放置于尾根部皮下,如图 7-3。大动物电极位置可参照人的电极位置,见图 7-4。检查程序同人 PVEP 检查,检查结果见图 7-5。

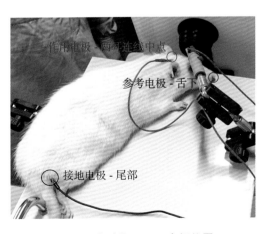

图 7-3 小动物 PVEP 电极位置

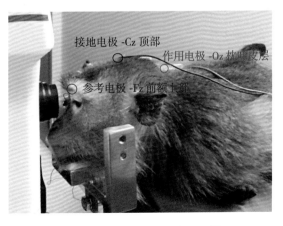

图 7-4 恒河猴 PVEP 电极位置

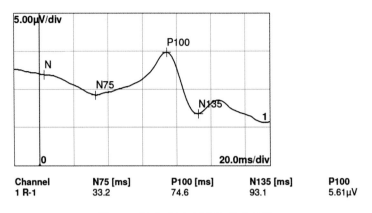

图 7-5　动物 SLO PVEP 检查结果

二、动物 FVEP 检查

动物 FVEP 电极位置同上述 PVEP。刺激器一般采用全视野 Ganzfeld 刺激器,可使用专用可推拉实验台推入刺激器进行检查,如图 7-6。

由于动物麻醉后眼位情况很难控制,普通 FVEP 检查程序较难得出理想结果。可以设置连续刺激光专用 FVEP 程序,可得到较为理想检查结果。

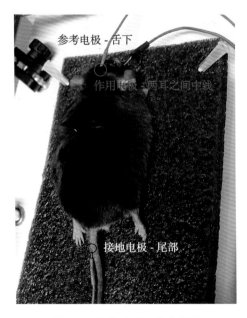

图 7-6　小鼠 FVEP 检查场景

第三节　动物 ERG 检查

一、动物 ffERG 检查

动物 ffERG 是眼科科研常用检查手段之一,可客观反映实验动物视网膜功能。动物 ffERG 记录电极采用环形角膜电极,参考电极和接地电极采用针电极,分别放置于眼外侧和尾根部皮下。动物 ffERG 检查使用可推拉动物专用实验台,动物推至全视野 Ganzfeld 刺激器内检查。小鼠麻醉后有低体温造成的角膜和晶状体混浊,需要可保温实验台保持体温避免角膜和晶状体混浊,如图 7-7。

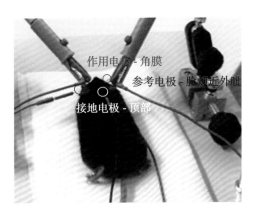

图 7-7　小鼠 ERG 检查场景

(一) 动物暗适应 ffERG 检查

小动物 ffERG 检查可采用 STR 即暗适应阈值反应 ERG 检查,获取可产生 ERG 波形的最低刺激强度。小鼠 ffERG 检查前暗适应需要 12 小时以上。检查结果如图 7-8。

(二) 动物明适应 ffERG 检查

猴、犬等较大的实验动物进行 ffERG 检查时可仿照人类检查的程序和流程。图 7-9 为恒河猴的明适应 ffERG 结果。

二、动物 PERG 检查

动物 PERG 检查方式类同 PVEP,推荐采用具有眼底监视功能的 SLO 刺激器,电极位置同 ffERG,DTL 电极或环形电极可作为记录电极。只有具有黄斑的大动物检查 PERG 才有意义。如图 7-10。

三、动物 mfERG 检查

动物 mfERG 推荐采用具有眼底监视功能的 SLO 刺激器,电极位置同 ffERG,DTL 电极或环形电极可作为记录电极。眼底监视位置对准需要检查部位即可开始检查,如图 7-11~ 图 7-13。

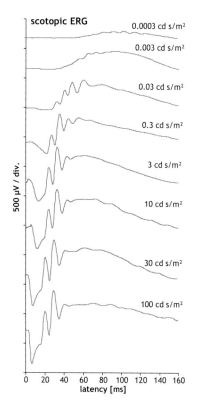

图 7-8 小鼠 STR ERG 检查结果

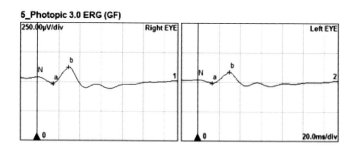

图 7-9 恒河猴 ERG 检查结果

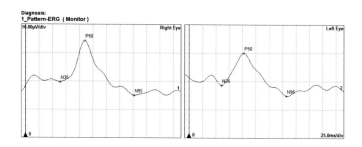

图 7-10 猴 PERG 检查结果

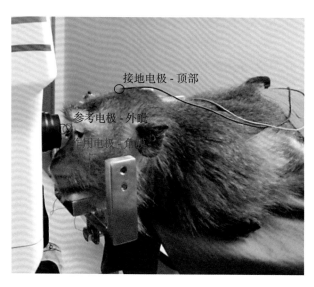

图 7-11 恒河猴 mfERG 检查场景

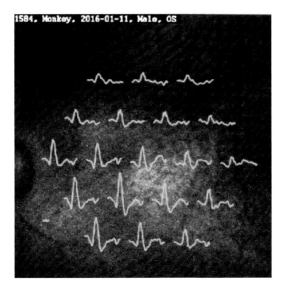

图 7-12　恒河猴 mfERG 检查结果

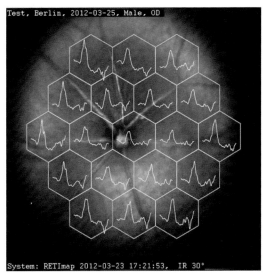

图 7-13　小鼠 mfERG 检查结果

参 考 文 献

----

1. McCulloch DL, Marmor MF, Brigell MG, Hamilton R, Holder GE, Tzekov R, Bach M ISCEV Standard for full-field clinical electroretinography (2015 update). Doc Ophthalmol 2015, 130(1): 1-12.

2. Hood DC, Bach M, Brigell M, et al. ISCEV Standard for clinical multifocal elec- troretinography (2011 edition). Doc Ophthalmol, 2012, 124(1): 1-13.

3. Bach M, Brigell MG, Hawlina M, et al. ISCEV Standard for clinical pattern electroretinography (PERG): 2012 update. Doc Ophthalmol, 2013, 126(1): 1-7.

4. Odom JV, Bach M, Brigell M, et al. ISCEV standard for clinical visual evoked potentials (2016 update). Doc Ophthalmol, 2016, 133(1): 1-9.

5. Constable PA, Bach M, Frishman LJ, et al. ISCEV Standard for clinical electro-oculography (2017 update). Doc Ophthalmol, 2017, 134(1): 1-9.

6. Holder GE, G. Robson AG. CHAPTER 14: Genetically determined disorders of retinal function //GG Celesia. Disorders of Visual Processing Handbook of Clinical Neurophysiology, Vol. 5 (Ed.). Amsterdam: Elsevier B.V, 2005: 271-294.

7. Holder GE. Electrophysiological assessment of optic nerve disease, Eye, 2004, 18(11), 1133-1143.

8. 吴德正, 刘妍. 罗兰视觉电生理仪测试方法和临床应用图谱学(修订版). 北京: 北京科学技术出版社, 2013.

9. Bode SFN, Jehle T, Bach M, Pattern Electroretinogram in Glaucoma Suspects: New Findings from a Longitudinal Study. IOVS, 2011. 52(7): 4300-4306.

10. Bach M, Hoffmann MB. Update on the pattern electroretinogram in glaucoma. Optom Vis Sci. 2008, 85(6): 386-395.

11. Frishman L, Sustar M, J, Kremers J, et al. ISCEV extended protocol for the photopic negative response (PhNR) of the full-field electroretinogram, Doc Ophthalmol, 2018, 136(3): 207-211.

12. Sustar M, Holder GE, Kremers J, et al. ISCEV extended protocol for the photopic On-Off ERG. Doc Ophthalmol, 2018, 136: 199-206[Epub ahead of print].